완전 소화

완전 소화

류은경 지음

아프지 않고 오래 사는 최고의 식사법

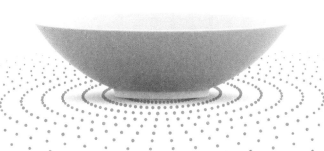

개정
증보판

다선
라이프

인간은 무엇을
먹어야 할까?

신약 개발 연구원으로 일하던 시절 몇 가지 의문이 들었다. 현대
의학과 과학은 빛의 속도로 발전했지만 아이러니하게도 질병
의 종류와 환자 수는 늘어만 가고, 만성질환은 전 세계 사망률의
80%를 차지한다. 우리나라는 만성질환의 대표라고 할 수 있는
당뇨와 당뇨전단계를 앓고 있는 인구가 51%를 넘었다.

　만성질환에 대해 현대 의학은 마치 응급처치하듯 일시적
인 증상 완화만을 목표로 접근한다. 원인부터 발본색원하는 해
결은 순전히 개인의 몫이다. 나도 약이 최고의 치료제인 줄 알고

지냈다. 하지만 약이 아니라 '건강'을 중심에 두고 연구를 진행해 보니 그제야 문제의 원인이 더 잘 보이기 시작했다.

완전 소화가 건강의 핵심이다

한국인의 절반은 혈당이 불안정하다. 인구의 절반이 혈당 문제를 겪는다면 우리의 식생활 문화를 다시 돌아볼 필요가 있다. 우리는 과한 당분이 유혹하는 환경에서 생활한다. 당분은 고혈당, 고지혈증, 지방간을 만들고, 온몸을 돌면서 각종 질병에 취약한 환경을 조성한다. 넘치는 당분은 초과한 단백질 대사산물, 산화된 지방과 결합해 당독소glycotoxin(최종당화산물AGE)를 만들고, 이를 몸이 해결하려는 과정에서 염증이 생성된다. 염증은 모든 만성질환의 씨앗이다.

'완전 소화'를 강조하는 이유는 소화불량의 결과 만들어지는 대사산물이 독소가 되고, 독소는 염증을 만들기 때문이다. 당분은 당뇨병의 원인이 되고, 단백질의 대사산물인 요산은 통풍의 원인이 되고, 우유의 베타-락토글로불린은 면역질환의 원인이 된다. 잘못된 식사가 질병에 환경을 제공하는 셈이다. 우리는 음식을 통해 에너지, 피와 살을 만드는 재료를 얻고자 한다. 이는 몇 가지 영양 성분으로 가능한 일이 아니다. 생명 작용의 힘은 효소에 있다.

효소가 많아야 소화가 잘된다

본래 식사의 목표는 효소를 생산하기 위함이다. 효소는 생명 반응을 일으키는 촉매제다. 효소 의학의 선구자 에드워드 하웰은 효소를 '생명의 빛'이라고 했다. 심장은 어떻게 늘 뛰면서 피를 온몸에 보내고, 신장은 알아서 노폐물을 걸러내는 걸까? 세균이나 바이러스에 대항하는 백혈구는 어떤 힘으로 우리 몸이 병에 걸리지 않도록 사력을 다해 지켜내는 것일까?

소화계, 호흡계, 면역계, 배설계 등 인체의 시스템은 효소의 작용으로 움직인다. 효소가 없으면 생명도 없다. 몸이 병에 걸린 상태는 효소가 부족한 결과다.

당뇨병이나 암 같은 만성질환을 앓고 있는 환자들의 혈액이나 조직, 소변을 검사해 보면 효소의 농도가 낮다. 건선이나 피부염, 가려움증, 간경변이나 간염 등으로 고생하는 환자의 혈액 안에는 아밀라아제 농도가 낮다는 연구 결과가 있다. 반대로 혈액 내 아밀라아제의 농도를 높이면 간 기능이 향상된다고 알려져 있다. 동맥의 혈액순환에 관여하는 효소만 98종이나 된다.

그러나 우리는 영양 성분표의 작은 글씨만 뚫어지게 보고 더 근본적인 요인인 효소에 관해서는 관심이 적다. 효소가 다 사라진 가열조리식과 가공식품을 먹으면서 탄수화물, 단백질, 지방, 비타민, 미네랄을 보충하려 든다.

가장 좋은 식사법은 자연 그대로의 효소가 많은 음식을 섭취하는 것이다. 효소는 가열하고 가공하면 파괴된다. 효소가 풍부한 음식은 우리 몸 안에 있는 소화 효소를 낭비하지 않고 체내 시스템이 잘 작동되도록 돕는다.

생명체는 본래 병에 쉽게 걸리도록 디자인되어 있지 않다. 가열조리식과 가공식품을 모르는 야생동물은 만성질환을 앓지 않지만, 동물원에서 자라거나 사람의 손을 탄 동물은 가열식과 가공사료를 먹으면서 병에 잘 걸리는 몸이 된다. 익힌 고기와 사료를 먹은 고양이들은 병에 걸리고 불임 증상을 보이다가 결국 3대를 넘기지 못했다. 자연이 제공하는 음식에서 멀어질수록 질병과 가까워진다.

모유에 건강식의 답이 있다

포유류는 자기 새끼를 살릴 수 있게 최적화된 모유가 나온다. 갓 난아기는 분유보다 모유를 먹을 때 더 건강하게 자랄 수 있음을 누구나 알고 있다. 모유에는 엄마가 전달해 주는 다양한 효소와 항체 성분 그리고 에너지를 만드는 데 필요한 영양소가 함유되어 있다. 모유 100ml당 당분 7g, 지방 4.4g, 단백질 1g이 들어 있다. 하루 500ml 정도를 먹는다고 가정하면 아이는 5g의 단백질을 공급받으며 무럭무럭 자란다. 엄마가 아무리 단백질을 많이 먹어도 모유 안에 함유된 단백질의 비율은 바뀌지 않는다. 자연이 정해준 최적의 비율이기 때문이다.

그런데도 우리는 단백질이 부족하지는 않을지 마음을 쓰며 우유를 먹이고 아이가 더 빠르게 성장하길 바란다. 우유에는 100ml당 4g의 단백질이 있다. 송아지에게 적절한 양이다. 송아지는 1년 만에 다 커서 성체가 되지만, 사람은 10년이 넘도록 성장한다. 성장을 가속하면 노화도 가속된다. 어린이 조숙증이 많은 이유도 음식에서 찾아야 한다. 우유는 사람이 소화하기 까다롭다. 소화가 안 되는 성분을 제거하면서까지 다 자란 성인이 소의 젖을 먹을 이유는 없다.

사람은 무엇을 가장 잘 소화할까?

자연은 동물마다 소화가 가장 잘되는 음식을 주식으로 정해줬다. 미국에서 '의사를 가르치는 의사'로 유명한 조엘 펄먼은 이렇게 말했다.

"수의사와 사육사는 동물에게 가장 적합한 먹이를 이미 알고 있다."

사자는 육식동물carnivore에 걸맞게 송곳니가 발달한 치아구조와 고기를 소화할 수 있는 강력한 위산을 가지고 있다. 대신 침샘에는 탄수화물 소화에 필요한 프티알린ptyalin이 없다. 장의 길이는 체간에 비해 1.5~3배로 매우 짧다. 고기를 소화할 때 만들어지는 유독한 암모니아나 요산, 요소 같은 대사산물이 몸속에 오래 머무르면 좋지 않기 때문이다.

개나 고양이 같은 잡식동물omnivore의 송곳니는 육식동물에 비해 덜 발달했고, 역시 강한 위산을 분비한다. 장의 길이는 체간 길이의 3배다. 초식동물herbivore의 치아는 맷돌처럼 풀을 갈 수 있는 어금니가 발달해 있다. 풀의 셀룰로스를 분해하기 위해 위는 4개나 되고, 체간의 20배나 되는 기다란 장이 무려 24~48시간 동안 소화를 시킨다.

유인원은 육식동물보다 많이 약한 송곳니와 어금니를 가지고 있다. 장의 길이는 체간의 5~6배이고, 탄수화물을 소화할 수 있는 프티알린을 가지고 있다. 유인원은 과일을 주식으로 먹는 과식동물frugivore이다.

사람은 육식동물과 잡식동물, 초식동물과 과식동물 중 어떤 부류와 가장 비슷할까? 사람과 유인원은 해부학적, 유전학적으로 99% 일치하고, 영장류는 사람과 가장 비슷한 대사를 해서 동물 실험 단계에서 마지막 위치다. 유인원은 과일의 다양한 영양소를 힘들지 않게 소화시킬 수 있다. 사람은 보통 잡식동물이라고 한다. 비율에 따라 차이가 있을 뿐 유인원도 잡식을 한다. 과일, 나뭇잎, 나무뿌리와 줄기, 씨앗과 견과류, 곤충 그리고 때론 육식도 한다. 다만 주식으로 먹는 건 과일임을 우리는 알고 있다. 사람도 마찬가지다. 고기, 밥, 과일, 우유 중 가장 소화가 쉬운 음식은 과일이다. 농업혁명 이전의 인류는 과일을 꾸준히 먹어왔음을 인류학자들이 보여준다.

질병은 가족력보다 환경이 더 중요하다

현대인이 고통스러워하는 위장 질환 그리고 질병의 주원인이 되는 간, 췌장의 건강을 중심으로 이 책을 구성했다. 학자들은 인간이 무엇을 먹어야 하는지에 대해 명확하게 답을 내리기 어렵다고 하지만, 소화가 가장 잘되는 음식이 나에게 최적의 식단임을 알리고 싶다. 그렇다고 늘 100% 완벽한 건강식만을 강조하지는 않는다. 간혹 몸에 좋지 않은 음식을 먹더라도 해독을 잘해서 균형을 잡을 방법도 소개했다. 특히 이번 개정증보판에서는 한국인을 가장 괴롭히는 병인 당뇨병을 예방할 수 있도록 췌장 건강법을 추가했다. 혈당과 염증을 모두 잡는 식단을 실천하면 일주일 만에도 효과를 볼 수 있을 것이다.

최신 연구 결과는 우리에게 희망을 준다. 후성유전학^{epigenetics}
(유전학의 하위 학문으로, DNA의 염기서열이 변화하지 않는 상태에서 이루어지
는 유전자 발현의 조절을 연구함)은 유전자와 가족력의 문제보다는 환
경이 더 중요하다고 이야기한다. 실리콘밸리에서 탄생한 '바이
오 해킹'은 사람의 몸도 컴퓨터를 해킹하듯 나쁜 요소를 제거하
고 최적의 환경을 제공하면 10년, 20년, 30년 더 젊게 만들 수 있
다고 한다. 노화는 더 이상 숙명이 아닌 질병이며, 회춘할 수 있
는 기술들이 쏟아져 나오고 있다. 나이를 먹으면 으레 약을 먹어
야 하고 병에 걸린다는 것은 잘못된 인식이다. 선천적인 질병조
차 후천적인 환경의 개선으로 더 좋아질 수 있는 시대, 즉 무병
장수의 시대가 열리고 있다.

나는 사람이 병에 걸리는 고통스러운 삶을 택할 이유가 없
다고 늘 강조한다. 바른 지식과 실천으로 우리가 마땅히 누려야
할 건강과 행복을 꼭 얻길 바란다.

제대로 알고, 올바르게 먹고,
건강하게 사는 법

요즘은 주변에서 아토피와 대상 포진 때문에 고통스러워하는 젊은 사람을 쉽게 볼 수 있다. 30년 전까지만 해도 아토피 환자가 이렇게 많지 않았다. 대상 포진도 마찬가지다. 오랫동안 병실에 누워 지내는 환자들이나 걸리는 병이 대상 포진이었다.

현대 의학과 과학은 빛처럼 빠른 속도로 발전하지만, 질병의 종류와 환자는 점점 더 늘어나는 게 현실이다. 어찌나 암 환자가 많은지 대학병원에서 위암 환자는 감기 환자 취급을 받을 정도다. 소화불량이나 만성 피로, 비만은 병 축에 끼지도 못한다. 50대가 되면 콜레스테롤약이나 혈압약을 당연하다는 듯 복용하고, 유전 질환에 걸려도 그다지 놀라지 않는다.

더 많이 그리고 더 빨리 아프다

의학이 발달할수록 아이러니하게도 건강한 삶은 줄어들고 있다. 이유는 단 하나! 건강에 대해 무지하기 때문이다. 이 책의 페이지를 넘기기 전에 자신이 몸과 건강에 대해 얼마나 교육받았는지 한번 생각해 보자. 학교에서 건강학이라는 과목을 배운 적이 있나? TV나 인터넷에서 본 건강 정보를 아무런 의심 없이 받아들이지는 않았는가?

만약 건강이 아니라 돈이었다면, 남들이 막무가내로 던지는 정보만을 믿고 이렇게나 공부 없이 투자하지는 않을 것이다. 부동산이든 주식이든 최대한 많은 정보를 수집하고 매우 신중하게 선택할 것이다. 그런데 돈보다 더 중요하다고 입을 모아 말하는 건강은 그렇게 하지 않는다. 정말 소중한 우리 몸인데, 좀 이상하다.

병원은 건강을 책임지지 않는다

병원은 건강을 책임지는 곳이 아니다. 병원病院은 단어 그대로 '병이 있는 집'이란 뜻이다. 건강한 삶을 살 수 있게 도와주는 곳이 아니라, 병을 치료하는 방법에 대한 전문적인 지식과 기술을 보유한 공간일 뿐이다. 그러니 병원만 자주 가면 건강하게 지낼 수 있을 거라는 생각은 큰 오산이다.

특히 사람의 몸은 복잡한 유기체로서 병에 걸리기 전에 여러 전조 증세를 보여준다. 20대 후반이 되면 소화불량에 시달리는 경우가 잦아지고, 만성 피로를 느끼기 시작한다. 30대가 되면 나잇살이 찌면서 장이 예민해지는 과민 대장 증후군에 시달린다. 이렇게 소화불량, 뱃살, 만성 피로, 과민 대장 증후군 등 심각한 병이라고 하기는 어려운 상태를 우리는 '반건강 상태'라고 부른다.

암, 당뇨, 고혈압, 치매 등 현대인이 겪는 질병은 대부분 서서히 진행되는 '만성 퇴행성 질환'이다. 암 역시 10억 개의 세포가 생겼을 때 진단할 수 있는데, 10억 개의 세포가 생기려면 10년에서 20년 정도가 걸린다. 이렇게 서서히 진행되는 병을 미리 알아채려면 반건강 상태에서 우리 몸이 보내는 신호를 예의 주시해야 한다. 이 신호가 왔을 때 적절한 건강법을 활용하면 다시 건강한 상태로 돌아갈 수 있는 것이 바로 사람의 몸이기 때문이다.

몸은 기계가 아니라 자연이다. 적절한 영양을 공급하고, 몸에 쌓인 독소를 해독하며, 휴식을 통해 기운을 불어넣으면 건강한 세포가 만들어져서 건강한 조직과 장기를 유지할 수 있다. 그러나 병원에서는 반건강 상태를 다루지 않는다. 기술은 첨단이지만 근본 원인에 대한 개선 없이 증상 완화만 돕는 대증對症 치료에 머무르고 있다.

대표적인 예로 병원에서는 당 수치가 높으면 당뇨병을 조심하라고 한다. 당뇨병은 당을 조절하고 공급하는 인슐린이라는 호르몬 단백질이 분비되지 않아 당이 소변으로 빠져나가는 질병이다. 그런데 인슐린은 갑자기 분비량이 줄거나 멈추지 않는다. 천천히 분비량이 줄면서 혈액 속 포도당의 양(이하 혈당량)이 높아진다. 이럴 때 현대 의학은 높은 당 수치를 낮게 떨어뜨리는 단순 치료에 집중한다.

콜레스테롤약이나 혈압약도 마찬가지다. 이런 약들은 증세를 근본적으로 치유하기보다는 수치를 정상으로 되돌려 놓는 기능만 수행한다. 그래서 약효가 떨어지면 다시 몸이 안 좋아지고, 약을 먹으면 나아지는 일이 반복된다. 이런 방법을 일시적으로 증상만 완화하는 '대증 요법'이라고 한다.

당뇨병이나 고콜레스테롤혈증(이하 고지혈증), 고혈압은 분명 몸의 내부에 이상이 있어서 나타나는 증상이다. 몸 안에 문제가 있음이 명백한 만큼 이를 근본적으로 고치려고 노력하면 좋을 텐데, 현대 의학은 잠시 증세만 완화하는 대증 요법을 고집한다. 도대체 이유가 뭘까? 왜 첨단 의학은 쉬운 길을 놔두고 어려운 길을 택하는 걸까?

단언컨대 현대 의학의 접근법이 100% 옳다고 보기는 어렵다. 체내 혈당량을 조절하려면 인슐린을 강제로 주입하기보다 식사 방법을 살피는 게 우선이다. 혈당량은 내가 어떤 음식을 먹냐에 따라 달라지기 때문이다. 살을 빼고 싶은 사람도 마찬가지다. 몸에 축적된 지방은 음식과 장기 기능에 따라 그 양에 차이가 난다. 그러므로 식사 방법을 개선하지 않고 운동만으로 살을 뺀다는 건 꽤 어려운 일이다.

본능을 따르면 건강해진다

앞서 말했듯 우리 몸은 자연에 가깝다. 따로 의식하지 않아도 밥을 먹으면서 영양소를 흡수하고, 호흡을 통해 에너지를 만든다. 혈액이 순환하는 모습을 살펴보면 우리 몸에 깃든 자연의 원리가 얼마나 대단한지 놀라지 않을 수 없다. 심장은 하루에 10만 번 뛰면서 약 8000리터의 혈액을 내보낸다. 우리 몸의 혈관을 동맥과 정맥, 모세 혈관까지 모두 연결하면 약 13만 킬로미터로 지구를 세 바퀴 돌고도 남는 길이다. 혈액 속의 적혈구는 1초마다 무려 200만 개씩 생성과 소멸을 반복한다.

그런데 현대 의학은 이렇게 살아 움직이는 우리 몸을 기계적으로 수치화해서 바라본다. 예를 들면 음식을 단순히 칼로리화해서 비교하는 식이다. 만약 지금 다이어트를 고민하는 여러분 앞에 200칼로리의 시리얼과 300칼로리의 과일이 있다면 어떤 음식을 고를 것인가? 의사들이 얘기하는 대로 칼로리가 낮은 시리얼을 택하는 사람이 많지 않을까? 하지만 자연에 있는 야생동물이라면 본능적으로 과일을 택할 것이다. 살아 있는 과일이 영양소도 많고 소화도 더 잘되기 때문이다. 우리는 너무 똑똑한 나머지 본능을 잃어버리고 건강도 잃어버린 것은 아닌지 생각해

현대판 영양실조

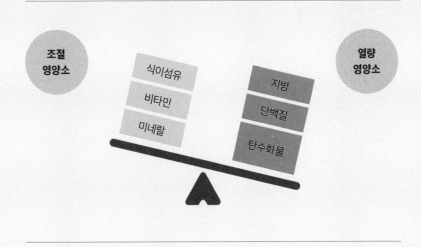

조절 영양소 / 식이섬유 / 비타민 / 미네랄 / 지방 / 단백질 / 탄수화물 / 열량 영양소

봐야 한다.

건강하고 날씬한 몸을 유지하고 싶은 마음은 누구나 같다. 건강해지는 방법은 과학이 아닌 자연의 이치에서 찾아야 한다. 지나치게 복잡한 과학과 의학, 영양학이 오히려 우리를 병들게 한다. 심지어 영양분이 가득하다 믿고 먹었던 음식들이 독이 되기도 한다. 실제로 지나친 탄수화물, 단백질, 지방의 섭취는 심각한 영양 불균형과 성인병을 초래한다.

모든 일이 그렇듯 너무 늦은 시기란 없다. 만병의 원인이 먹는 것에서 시작한다면, 다시 먹는 것을 통해 나아질 수 있다. 이 책의 목적은 밥과 빵, 고기 위주의 식사로 심각한 영양 불균형 상태에 놓인 현대인의 식습관을 개선하는 데 있다. 특히 위, 간, 장, 췌장 등의 소화 기관을 중심으로 올바르게 영양을 공급하고 해독하는 방법에 관해 얘기할 것이다. 그리고 그 해결책의 중심에는 과일이 있다.

약과 병원은 여러분의 건강을 책임지지 않는다. 스스로 식사 방법을 바꾸고 영양 상태를 개선하지 않는 이상, 질병의 원인은 사라지지 않는다. 부디 이 책을 통해 자연의 순리를 이해하고, 여러분과 여러분이 속한 공동체가 모두 건강해지길 바란다.

차례

1장

나는 왜 늘 속이 더부룩하고 몸이 붓는 걸까?

2장

위胃 건강법:
소화가 잘되면 몸이 살아난다

3장

간 肝 건강법:
이렇게 먹으면 간세포도 재생된다

4장

장腸 건강법:
장내 독소 제거, 바나나똥이 먼저다

5장

췌장膵臟 건강법:
한국인 맞춤 건강법

나는 왜 늘
속이 더부룩하고
몸이 붓는 걸까?

병은
몸속에서 생긴다

48세 김혜영 씨는 20년 차 공무원이다. 최근 몸무게가 10kg이나 늘어난 그녀는 고지혈증을 진단받고 콜레스테롤약도 처방받았다. 만성 피로와 불면증에 시달리는 그녀는 약을 먹어도 건강해지는 것 같지 않아 마음이 불안하다. 이제 다시는 건강한 시절로 돌아갈 수 없다는 생각에 우울증까지 생겼다. 도대체 이렇게 갑자기 건강이 나빠진 이유는 무엇일까? '혹시 식습관에 문제가 있는 건 아닐까?'라는 생각이 든 그녀는 외식과 인스턴트식품 섭취를 자제하고 잡곡밥과 과일을 많이 먹으려고 노력 중이다.

히포크라테스는 병보다 환자를 보았다

집에서 기르는 반려동물이 아프면 우리는 무엇부터 확인할까? 먼저 다친 데는 없는지 몸 곳곳을 살펴보고, 사료와 물을 먹었는지 확인할 것이다. 식물도 마찬가지다. 화초의 상태가 예전 같지 않으면 벌레가 생긴 것은 아닌지, 화분의 물 빠짐에 이상은 없는지 꼼꼼히 살펴본다. 그런데 사람의 병은 어떠한가? 현대 의학은 사람이 병에 걸렸을 때 주변 환경이나 음식은 살피지 않고 오직 병 그 자체만 바라본다.

'의학의 아버지'라 불리는 고대 그리스의 의학자 히포크라테스는 어땠을까? 그는 인체를 '자연의 관점'에서 바라보고, 인체 내부 환경이 균형을 이루면 스스로 병을 이겨낼 수 있다고 믿었다. 그에게 의사란 환자가 건강한 상태를 유지할 수 있도록 돕는 보조 역할일 뿐, 직접 병을 고치는 당사자가 아니었다. 그만큼 의학의 아버지는 병 자체보다 내부 환경을 중요시했다. 상식을 뛰어넘을 정도로 복잡한 현대 의학의 접근법과는 사뭇 다르다.

나는 연구원 시절에 암세포 특이항체 치료제를 개발하는 일에 몰두했다. 특이항체 치료제란 쉽게 말해 특정 암세포만을 표적으로 삼아 잡아내는 치료제다. 그런데 나는 연구를 하면 할수록 풀리지 않는 의문에 휩싸였다. 왜 현대 의학은 암세포와 종양을 떼어내는 데에만 집중하고, 암이 생기는 환경에 관해서는 관심을 두지 않을까? 식이 요법이나 다른 방법을 통해 건강을 회복시킬 수는 없을까? 언제부터 현대 의학은 환자가 아닌 병만 바라보게 된 걸까? 이런 현상에 지대한 공헌을 한 사람이 그 유명한 루이 파스퇴르다.

세균설과 내부 환경설

저온 살균법과 요구르트 브랜드로 잘 알려진 파스퇴르는 1879년 조류 콜레라 백신을 최초로 개발하고 탄저병, 광견병 백신을 연이어 개발하며 세간의 주목을 받았다. 그는 모든 세균을 박멸해야 한다고 생각했다. 좋은 세균과 나쁜 세균에 대한 구분은 없었다. 질병의 원인은 오직 세균이며, 세균을 없애면 병이 낫는다고 판단했다.

파스퇴르가 세운 '세균설'은 1850년대부터 1920년대까지 유럽과 북미로 확산하였고, 오늘날 의학계의 표준으로 자리 잡았다. 우리가 사용하는 항생제, 백신, 항암제 역시 이 세균설을 바탕으로 만들어졌는데, 1910년 '플렉스너 보고서Flexner Report'가 발표되면서 세균 박멸은 더 이상 의심하기 힘든 정설로 받아들여졌다.

물론 파스퇴르와 달리 균 자체보다 균이 증식하는 내부 환경을 주목한 이들도 있었다. 클로드 베르나르와 앙투안 베샹은 깨끗한 곳보다 더러운 곳에서 파리나 모기가 더 많이 증식한다는 사실을 근거로 들면서 '내부 환경설'이야말로 질병 발생을 억제하고 치료할 수 있는 이론이라고 주장했다. 히포크라테스와 같은 관점이다. 베르나르와 베샹은 서로의 이론을 상호 보완하며 몸의 내부 환경에 중요한 네 요소를 지목했는데, 이는 몸의 독소 상태, 영양 상태, pH 밸런스, 전하 상태다.

이 중 몸의 독소와 영양 상태에 대한 부분은 요즘 병원에서 듣기 힘든 내용이다. 병원은 문제가 되는 부분을 주사와 약, 수술로 해결하려 들기 때문이다. 물론 그렇게 해서라도 완치가 되면 좋은데 실상은 그렇지 않다.

내부 환경설에 신빙성을 더하는 가장 유명한 사례가 바로 독일 의사 막스 거슨의 치료법이다. 막스 거슨은 그 당시 불치병이었던 피부결핵 환자 450명 중 446명을 '거슨 식사법'으로 완치시켰다. 말기 폐 질환을 앓고 있던 슈바이처 박사의 부인도 거슨 식사법으로 병을 고친 사람 중 하나다.

막스 거슨 치료법의 비결은 몸의 신진대사를 높이는 것이다. 그는 커피 관장을 통해 몸의 독소를 제거하고, 하루 13잔의 녹즙과 여러 방법을 동원해 간과 창자의 건강 상태를 회복시켰다. 이렇게 해독과 신선한 영양 공급을 통해 몸의 내부 환경을 좋은 상태로 끌어올리는 방법은 베르나르, 베샹의 주장과 같은 맥락이다.

그러나 내부 환경설을 주장하는 이들의 이론은 인기가 없었다. 막스 거슨은 과학적 근거가 없다는 이유로 돌팔이 의사 취급을 받고 미국의학협회에서 쫓겨났다. 그의 딸 샤롯 거슨이 아직도 멕시코에서 거슨연구소를 운영하며 병원에서 포기한 많은 환자를 치료하고 있지만, 항암제와 방사선 요법이 주류인 현 의학계에서는 여전히 환영받지 못하고 있다. 아이러니하게도 의사의 가족이 암에 걸렸을 때는 거슨연구소를 찾아가고 있지만 말이다. 막스 거슨 치료법은 간 건강을 다루는 3장에서 좀 더 자세히 살펴볼 예정이다.

암 환자의 가족들과 상담을 하면 하나같이 걱정하는 부분이 있다. 병원에서 제공하는 식사가 과연 고통스러운 항암제를 이겨낼 만큼 충분하냐는 것이다. 가족 중에 환자가 생기면 생명을 살리는 데 무엇이 중요한지 본능적으로 깨닫게 된다. 암을 세균처럼 취급하며 떼어낸다고 해도 몸의 환경이 바뀌지 않으면 재발한다는 것은 상식이다. 처음에는 세균설을 믿던 사람도 시간이 흐르면 내부 환경설을 신뢰할 수밖에 없는 이유다.

연구실에서 세포 배양을 하면서 살핀 결과, 세포가 살고 죽는 이치도 역시 영양과 해독이었다. 세포 배양액은 50여 종의 비타민과 미네랄을 포함한 각종 영양소로 이루어져 있다. 배양액 속에서 세포는 활발하게 분열을 일으키는데, 배양액을 너무 늦게 갈아주면 자칫 죽어버리는 일도 발생한다. 세포의 배설물이 만들어낸 독소 때문이다.

생명의 가장 작은 단위인 세포부터 시작해 우리 몸 전체는 영양과 해독에서 벗어날 수 없다. 한마디로 독이 되는 음식은 먹지 않고 영양의 균형이 잡힌 음식을 먹는 습관이 중요하다. 하지만 대부분의 의사는 이 사실을 아는지 모르는지 환자들에게 얘기하지 않는다. 단순히 식습관을 바꾸는 것만으로 건강을 유지하고 질병에서 회복된다면 제약 산업은 지금처럼 크게 성장하기 어려웠을 것이다.

제약 산업을 성장시킨 플렉스너 보고서

현 제약 산업과 의료 시스템을 만드는 데에는 미국의 교육자 에이브러햄 플렉스너가 쓴 보고서가 크게 이바지했다. 그는 록펠러재단의 지원을 받아 의료계를 과학화, 표준화시키는 놀라운 내용의 보고서를 작성했다. 보고서의 주 내용은 미국 내에 퍼져 있는 다양한 자연 요법의 비과학성에 대한 것이었는데, 석유 정제 물질을 활용한 신사업 아이템을 찾던 록펠러와 카네기는 이 보고서를 바탕으로 '병에 걸리면 무조건 약으로 치료하는 시스템'을 만드는 데 성공했다.

본래 19세기 후반 미국 대학에는 자연 요법, 동종 요법, 생약학 등을 배울 수 있는 의과대학이 있었다. 학생들은 의대에서 환자 개개인의 몸과 마음의 상태를 파악하고, 그에 맞는 방법으로 몸의 내부 환경을 건강하게 되살리는 치료법을 배울 수 있었다. 그야말로 생명을 위한 다양한 관점의 치료가 이루어지던 시기다.

그러나 제약 업계가 성장하기 위해서는 많은 병원에 약을 제공할 수 있는 통일된 시스템이 필요했다. 바로 이 시스템을 만들기 위해 록펠러재단은 플렉스너에게 보고서 작성을 요청했고, 이때 내부 환경설을 지지하는 대부분의 의대가 돌팔이 취급을 받으며 사라졌다. 이후 미미했던 제약업은 거대한 사업군으로 성장해 의대에 연구비를 지원하는 큰손이 되었고, 오늘날의 위치에 이른다.

우리가 생각하는 것보다 더 의료계와 제약 업계의 연결 고리는 견고하다. 개인의 생명보다 기업의 이익을 우위에 두는 자본주의 사회에서 나와 소중한 가족의 생명을 지키기 위해서는 이 사실을 반드시 알아야 한다. 무조건 약과 의사를 신뢰하기보다는 몸의 내부 환경을 건강하게 만드는 방법에 귀 기울여야 한다.

세균설로 인류 의료계에 혁명과 재앙을 동시에 가져온 파스퇴르도 죽기 직전에는 내부 환경설, 즉 베르나르와 베샹의 이론을 지지했다고 한다.

POINT

병은 몸의 내부 환경이 무너졌을 때 찾아온다.

약을 먹어도
왜 낫지 않을까?

52세 박세훈 씨는 고혈압약과 당뇨약을 먹고 있다. 나이가 들면 으레 먹는 것으로 생각하고 처방받는 대로 먹었다. 덕분에 혈압과 당 수치는 떨어졌지만 몸이 건강해졌다는 느낌은 들지 않았다. 그는 좀 더 건강해질 방법이 없을까 고민하다가 식사법에 대한 정보를 듣고 오전에 과일을 먹기 시작했다. 그러자 놀랍게도 당 수치가 4주 만에 50이나 떨어졌고, 약을 끊어도 건강해질 수 있다는 희망이 생겼다.

약은 몸의 질서를 깨뜨린다

혈압약을 먹으면 혈압이 떨어진다. 당뇨약을 먹으면 당 수치가 조절된다. 그런데 이렇게 수치를 적정 범위 안으로 맞췄다고 해서 우리 몸이 건강해졌다고 볼 수 있을까? 답은 '아니오'다. 오히려 한 번 약을 먹기 시작하면 계속 먹어야 한다. 부작용이 나타나면 또 그에 대한 약을 먹어야 한다. 무엇이 문제일까?

약물drug의 어원은 drougue, '마른풀'이라는 뜻으로 병을 치료하기 위해 사용한 풀에서 기인한다. 그런데 요즘 우리가 먹는 약은 대부분 석유계 화학 물질이다. 약리학의 시조인 파라셀수스는 "모든 약은 독이며 용량에 따라 달라질 뿐"이라고 했다. 이러한 학문적 정의에 따라 음식은 약이 될 수 없고, 반드시 독성이 있는 화학 물질만 약이 될 수 있다. 좀 아이러니하다. 약을 먹는 것은 아프지 않고 건강해지기 위함인데, 독성이 있어야만 약이 될 수 있다니.

약은 어떤 면에서는 치료제가 되고, 어떤 면에서는 독소가 된다. 약 사용 설명서에도 환자의 상태나 복용 기간에 따라 부작용이 있을 수 있음을 경고하고 있다. 쉽게 말해 약이 되느냐 독이 되느냐는 용량 차이에서 비롯된다.

제약 회사에서 약을 개발할 때는 '치료 계수'를 산정한다. 동물 실험 시 동물의 치사량을 치료량으로 나눈 값이 치료 계수다. 보통 치료 계수가 클수록 안전한 약물로 취급하는데, 페니실린 같은 항생제는 1000 정도로 매우 크고, 항암제는 1 정도로 매우 작다. 항암제의 치사량과 치료량이 같다는 것은 암세포와 정상 세포를 함께 죽인다는 의미다. 항암 치료를 하는 사람들은 머리카락이 빠지고 음식을 제대로 소화하지 못하는 경우가 많은데, 이는 항암제가 세포 분열이 빠른 암세포와 소화기, 두피 세포도 함께 공격하기 때문이다.

이처럼 현대인이 먹는 약은 거의 필연적으로 부작용을 동반한다. 그러므로 무턱대고 약에만 의존하는 것은 좋은 자세가 아니다. 대표적인 예로 고지혈증을 치료하는 스타틴계 약물은 횡문근 융해증을 일으키는 부작용이 있다. 횡문근 융해증은 팔다리의 근육을 구성하는 횡문근이 약이나 운동 등의 원인에 의해 녹아 근육 괴사를 일으키는 병이다. 이 병에 걸린 사람은 근육통과 근무력증을 호소하고, 심할 경우 급성 심부전까지 일으킬 수 있다. 심지어 스타틴계 약물의 설명서에 흔하게는 당뇨, 드물게는 췌장염 등을 일으킬 수 있다고 명시되어 있다.

약효가 나타난다는 건 생명 유지에 필요한 효소계가 차단된다는 말과 같다. 위장약은 위산분비억제제와 중화제로 위산의 활동을 떨어뜨리고, 고혈압약은 여러 종류가 있지만 보통 혈관 수축을 차단하는 앤지오텐신 전환 효소 저해제ACE, angiotensin-converting enzyme inhibitor를 사용한다. 당뇨병 치료제로 쓰이는 혈당 강하제는 당이 장에 흡수되는 걸 막거나 간에서 당이 만들어지지 않게 차단함으로써 일시적으로 혈당 수치를 떨어뜨린다. 이처럼 모든 약은 인체의 기본적인 활동을 차단한다.

의료 활동과 약 처방은 기준이 바뀌는 일도 허다하다. 사람들은 콜레스테롤 수치가 높다고 하면 마치 즉각 심혈관 질환에 위험이 생길 것처럼 생각한다. 하지만 미국영양학회의 '식생활 권고안'Dietary guideline for Americans: USDA, 2015에 따르면 콜레스테롤은 위험 영양소가 아니다. 많은 임상실험 결과, 콜레스테롤과 심혈관 질환은 무관하다는 것이다. 수십 년 동안 심혈관 질환의 대표적 위험 요소로 알고 지냈던 콜레스테롤이 이제는 위험 영양소가 아니라니 그저 놀랍기만 하다. 콜레스테롤과 심혈관 질환에 대해서는 3장 간 건강법에서 상세히 다룬다.

콜레스테롤 저하제는 오히려 수많은 질병을 양산하는 유도제가 되어 버렸다. 사실 콜레스테롤은 세포막과 신경막, 뇌와 남성 호르몬의 구성 성분으로 우리 몸에 꼭 있어야 하는 물질이다. 콜레스테롤은 간에서 필요한 만큼 만들어내는데, 스타틴계 약물은 간에서 콜레스테롤을 만드는 것을 차단한다. 그래서 장기 복용 시 뇌세포에 콜레스테롤이 부족해져 치매가 유발된다. 1980년대 중반 스타틴계 약물이 많이 팔린 뒤로 치매 환자, 발기부전 환자가 급증한 것도 이 같은 까닭이다. 그러니까 치매약과 비아그라는 콜레스테롤약이 만들어낸 새로운 상품이다.

이처럼 질병이 발생하는 근본적인 원인을 찾아내지 않고 장기적으로 약에만 의존하면 오히려 다른 질병에 걸리기 쉽다. 약에만 의존하는 환자들 때문에 병과 약물은 계속 만들어진다. 고통은 환자들의 몫이다. 의사와 약사들은 절대 약에만 의존하지 않는다는 사실을 기억해야 할 것이다.

약이 병을 부른다

결과적으로 약은 병을 고칠 수 없다. 우리나라 의사들은 감기약을 네다섯 알 정도 처방해 주지만, 독일의 의사들은 다르다. 그들은 아무리 열이 나도 허브차만 권한다. 감기에는 약이 없기 때문이다. 감기의 원인은 돌연변이 바이러스라서 치료할 수 없다. 다만 시간이 지나면 면역력이 생겨서 몸이 자연 치유를 한다.

그렇다면 우리가 감기약이라며 먹은 그 수많은 알약은 무엇일까? 단순히 증상을 완화할 뿐이다. 종합 감기약은 진해 거담제, 항히스타민제, 비충혈 제거제, 해열 진통제, 소염 효소제 등의 성분으로 이루어져 있다. 진해 거담제는 가래를 제거하고, 항히스타민제는 콧물과 재채기를 유발하는 히스타민을 나오지 못하게 한다. 해열 진통제도 열을 낮추거나 통증이 없게 한다. 그런데 콧물, 기침, 열, 통증은 우리 몸이 바이러스와 싸워서 이기려는 중에 일어나는 자연스러운 치유 과정이다. 몸에 있는 불필요한 물질을 없애려고 하는 자연의 원리다. 이처럼 몸은 때가 되면 스스로 낫는데, 우리는 그 과정을 기다리지 못하고 약을 먹는다.

약물 사용 설명서를 읽어 보면 대부분 부작용이 적혀 있다. 장기 복용 시 또 다른 문제가 나타날 수 있음을 스스로 시인하는 꼴이다. 캐나다 몬트리올대와 프랑스 보르도대의 연구 결과 수면제를 3개월 이상 복용하는 사람은 알츠하이머 발병 위험이 32% 증가하고, 6개월 이상 복용하는 사람은 84% 증가하는 것으로 나타났다.

더 무서운 사실은 증상에 따라 각각 처방받은 약물들이 일으키는 상호 부작용이다. 약과 약의 상호 부작용에 대해 의사와 약사의 상세한 안내를 받은 적이 있나? 그다지 없을 것이다. 미국 사람들의 사망 원인 3위는 의약물 남용이다. 교통사고로 죽는 사람보다 많다.

미국식품의약국FDA의 승인을 받았다가 사라지는 약물도 많다. 짧게는 4개월, 길게는 24년 동안 사용되다가 사라지기도 한다. 오늘도 수많은 약이 'FDA 승인'이라는 광고 문구를 달고 시장에 출시되지만, 언제 사라질지 모른다. 1950년대 후반 유럽에서 임신부의 입덧 치료제로 사용되었던 탈리도마이드thalido-mide는 안전하다고 여겨진 약물이 사실은 얼마나 위험한지 보여준 대표적인 사례다. 한때 '부작용 없는 기적의 약'으로 유명했던 탈리도마이드는 짧은 시간 동안 1만 2000명 정도의 기형아를 세상에 남기고 흔적도 없이 사라졌다.

약보다 식습관이 우선

무조건 약을 배척하라는 뜻은 아니다. 약에 대한 지나친 믿음이 문제다. 심한 두통이나 복통, 갑작스러운 알레르기 반응으로 고통스러울 때 약은 고마운 해결사다. 가끔 약물이 부작용을 일으킨다고 해서 바로 쓰러질 만큼 우리 몸이 약하지도 않다. 다만 약이 모든 병을 치료해 준다는 믿음, 장기 복용을 해도 안전하다는 믿음이 위험하다.

무작정 약을 먹기 전에 그 원인을 제거할 수 있는 건강한 식습관을 만들어보자. 우리 몸은 소소한 증상을 통해 신호를 보낸다. 사소하게 여기는 뱃살, 설사, 만성 피로도 몸이 이상 상태에 접어들고 있다는 신호다. 알약으로 이런 증상을 완화할 수는 있지만, 근본 원인을 제거하지 않는 이상 병은 반복적으로 발생한다. 그런 점에서 식습관 개선은 절대적으로 필요하다.

현대인은 대부분 영양의 균형이 깨진 식사를 하고 있다. 특히 가열조리식과 가공식품을 지나치게 많이 먹고 있다. 영양 불균형만 해결되도 개선되는 증상이 매우 많은데 안타까울 따름이다. 건강한 음식에 대한 이해와 식사 습관을 바꾸는 간단한 실천만으로도 우리 몸은 얼마든지 건강하게 유지할 수 있다. 아침 식사 하나만 바꿔도 피부가 좋아지고 만성 변비가 사라지는 경우를 무수하게 봤다.

이 책의 뒷부분에서는 식습관을 통해 어떻게 건강한 위, 간, 장, 췌장을 만들 수 있는지 다룰 예정이다. 하지만 그전에 우리가 얼마나 잘못된 음식을 섭취하면서 질병에 시달리는지 살펴보도록 하자.

알약 하나로 건강해질 수는 없다.
건강한 몸은 건강한 식습관으로 만들어진다.

우유는
항생제 섞인 독이다

61세 최영숙 씨는 골다공증 치료를 위해 하루에 우유를 1리터씩 마셨다. 그런데 최근 2년 동안 그녀가 거주하는 동네 우유 배달에 문제가 생기면서 제때 우유를 챙겨 먹지 못했다. 영숙 씨는 이러다 골다공증이 악화하는 것은 아닐지 걱정되었다. 그러던 어느 날 병원에 가서 골다공증 검사를 했는데 수치가 -4에서 0이 되었다. 우유 섭취가 극단적으로 줄었는데 왜 골다공증이 사라졌을까? 영숙 씨는 도저히 이해하기 힘들었다.

우유는 과연 완전식품일까

우유와 유제품은 영양을 골고루 갖춘 완전식품으로 추앙받고 있다. 특히 성장기 어린아이와 골다공증에 취약한 여성에게 꼭 필요한 식품으로 알려져 있다. 하지만 우유가 정말 건강에 좋은지에 대해서는 논란이 많다.

외과 의사인 윌리엄 엘리스 박사는 42년 동안의 연구를 통해 우유는 백해무익하다고 결론 내렸다. 그는 유제품을 꾸준히 섭취한 사람들이 그렇지 않은 사람들보다 심장 질환, 관절염, 알레르기, 편두통, 비만 등에 걸릴 확률이 더 높다고 주장했다. 미코넬대 명예교수인 콜린 캠벨도 20년에 걸쳐 진행한 대규모의 중국 연구(《무엇을 먹을 것인가》)를 통해 우유가 골다공증과 암을 더 유발한다고 지적했고, 대장 내시경 폴립술(개복하지 않고 대장 내시경으로 장에서 혹을 떼어내는 수술)을 개발하고 암 재발률 0%를 기록한 소화기암 전문의 신야 히로미 박사도 우유가 각종 질병과 암을 유발한다고 말했다.

그렇다면 우유는 왜 영양이 가득한 완전식품으로 사람들에게 알려진 걸까? 결론은 막대한 광고비를 투자한 마케팅의 결과라고 할 수 있다. 1915년에 설립된 미 낙농업협회는 현재까지 우유를 100년 이상 홍보하고 있으며, 2003년의 마케팅 예산은 무려 1억 6500만 달러(약 2163억 원)에 달했다. 미국에서 강력한 영향력을 지닌 유제품홍보연구위원회, 유가공홍보위원회, 식육협회, 양계협회도 비슷한 방식으로 잘못된 정보를 퍼뜨리는 단체다. 이처럼 우리가 살아가는 세상은 건강보다 산업단체의 이권이 우선시되기도 한다.

우유의 영양 성분이 몸을 상하게 한다

유제품을 먹는 사람은 그러지 않은 사람보다 점막의 영양 흡수 능력이 떨어진다. 신야 히로미 박사는 30만 건 이상의 위장 내시경 검사 경험을 통해 위의 형상만 봐도 무엇을 먹었는지 짐작할 수 있는, 해당 분야의 권위자다. 그런 그가 보기에 장의 형상이 울퉁불퉁하고 딱딱한 환자들의 식습관에는 반드시 유제품이 포함되어 있었다. 우유가 소화기 표면의 점막을 더 끈끈하게 만들어서 음식물 소화를 더디게 만든 결과라고 한다.

우유 단백질의 주성분은 카세인이다. 일반적으로 단백질은 열을 가하면 응고되지만, 카세인은 산에 의해 응고된다. 그런데 위산을 만나 굳어진 카세인은 소화가 잘되지 않는다. 이런 우유 단백질은 고기 단백질보다도 더 해로운 암의 발병 원인으로 알려져 있다.

골다공증을 예방하기 위해 우유를 먹는 노인이 많은데, 이

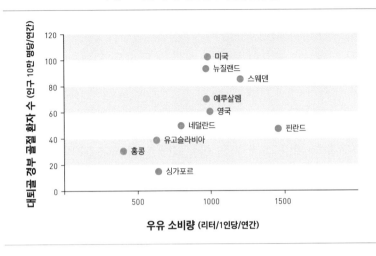

역시 잘못된 현상이다. 우유는 칼슘 공급원이라기보다 칼슘 배출원이다. 우유를 비롯한 유제품은 대부분 산성이다. 산성 식품을 먹으면 우리 몸은 알칼리성으로 중화시키기 위해 칼슘을 얻으려고 뼈의 파골 세포를 자극하고, 뼈는 더 약해진다. 결론적으로 우유가 골다공증과 골감소증의 원인이 된다. 우유 칼슘에 대한 이런 놀라운 사실은 뉴질랜드, 스웨덴, 미국 등의 낙농 국가에서 이미 밝혀졌다.

칼슘 공급을 위해서는 산성화된 몸을 중화시키는 알칼리성 미네랄이 풍부한 뼈째 먹는 생선이나 녹황색 채소가 더 낫다. 정말 골다공증을 예방하고 싶다면 당장 우유를 끊는 것이 이롭다.

우유에 함유된 약 4%의 지방도 문제다. 물과 기름은 섞이지 않기 때문에 우유를 짜면 지방이 크림처럼 위로 떠 오른다. 그런데 우리가 마시는 우유에는 기름방울이 보이지 않는다. 가공 과정에서 우유를 수없이 휘저어 지방을 쪼개고 쪼개는 균질화 과정을 거쳤기 때문이다. 이때 우유 지방은 공기와 만나 산화 지방으로 바뀌는데, 쉽게 말하면 녹슨 지방이다. 이런 지방은 장내 유해균을 늘리고 황화수소, 암모니아 등의 독소를 발생시키며, 배변 냄새를 고약하게 만든다.

또한 우유는 130도의 고온 또는 60~65도 사이의 저온으로 살균 처리를 한다. 문제는 저온 살균을 해도 효소는 42도에서 파괴되어 남아 있지 않다는 사실이다. 결국 우유는 성분별 영양소는 있을지 몰라도, 전체적으로는 해로운 식품이다.

암을 유발하는 성분도 있다

가장 심각한 사실은 우유가 대장암, 전립선암과 류머티즘 관절염, 천식, 아토피 등 자가면역질환의 원인이라는 점이다. 베타-락토글로불린이라는 단백질이 사람에게 항원(생체 내에 침입하여 항체를 형성하게 하는 단백성 물질)으로 작용하기 때문이다.

우유의 위해성을 연구한 하버드대 의대에서는 하루 우유 섭취량을 두 잔 이하로 제한했고, 그 이유로 소를 빠르게 성

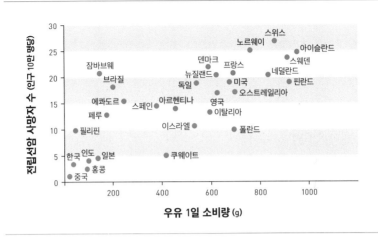

우유 1일 소비량 (g)

장시키기 위한 성장 호르몬 IGF-1(인슐린 성장 인자)을 꼽았다. IGF-1은 세포 증식을 돕는 성분인데, 건강한 세포뿐만 아니라 암세포의 성장도 돕는다는 게 문제다. 실제로 혈중 IGF-1이 높은 사람은 유방암과 전립선암, 폐암의 위험 빈도 또한 높다는 연구 결과가 있다.

우유에 들어 있는 항생제 성분 역시 문제다. 우리가 마시는 우유 대부분은 좁고 더러운 사육 공간에서 자기 배설물을 몸에 묻히고 사는 젖소를 통해 나온다. 축산업자는 소가 병에 걸리지 않게 하려고 강력한 항생제를 먹이는데, 항생제 때문에 강력한 내성을 지닌 슈퍼 박테리아가 탄생하기도 한다. 한마디로 공장식 축사의 소는 건강하지 않다.

채식 의사 존 맥두걸에 의하면 89% 이상의 소가 소 백혈병 바이러스에 걸려 있다고 한다. 혹시 '체세포수 1등급'을 강조하는 우유 광고를 본 적이 있는가? 여기서 체세포수란 생식 세포를 제외한 세포를 뜻하는 말로 우유 속에 들어 있는 죽은 상피 세포와 백혈구 수를 의미한다. 우유 속 백혈구는 젖소의 유방이 염증 상태일 때 증가한다.

푸른 초원에서 건강하게 자란 소의 젖을 잘 소화한다면 우유를 마셔도 크게 나쁠 건 없다. 그러나 우리가 먹는 가공된 우유는 아픈 소의 젖이다. 병에 걸린 소젖, 과연 먹어야 할까? 우유를 끊고 나서 건강해졌다는 사람들의 이야기는 주변에서 쉽게 찾아볼 수 있다.

그래도 요구르트나 치즈 같은 유제품은 좀 낫지 않느냐는 질문도 많이 한다. 광고를 보면 요구르트를 마시는 불가리아 사람들이 건강한 사람들의 표본으로 나오기도 한다. 그러나 광고에 등장하는 사람들의 환경은 스트레스를 받으며 바쁘게 사는 우리와는 사뭇 다르다. 불가리아 사람들은 자연 속에서 일을 하고, 건강하게 자란 소의 젖으로 발효된 천연 요구르트를 소량 섭취한다. 아픈 소의 젖을 발효시켜 만든 유제품과는 완전히 다른 식품이다. 만약 우유와 유제품이 몸에 좋다면 암 환자들에게는 왜 섭취를 제한하겠는가? 결론적으로 우유와 유제품은 독소다.

양질의 단백질과 칼슘은 가공 생산한 우유가 아닌 자연의 음식을 통해 충분히 얻을 수 있다. 대추, 자두, 무화과 같은 과일과 녹색 잎채소, 깨, 미역, 다시마에도 칼슘이 풍부하다. 특히 채소와 콩, 과일에는 우리가 소화할 수 있는 필수 아미노산도 함께 들어 있다. 자연에서 햇빛과 바람과 비를 맞고 만들어진 음식은 가공된 것과 비교할 수 없이 완벽하다. 소화도 잘되고 몸에 부담을 주지도 않는다. 온 지구를 통틀어 다 자란 후에도 다른 동물의 젖을 먹는 생명체는 오로지 인간뿐이다.

POINT

소젖은 소에게 돌려주자!
우유는 건강한 사람들이 가끔 먹는 기호식품이다.

맛있는 햄버거와 치킨의 잔인한 비밀

고기를 좋아하는 38세 이대현 씨. 젊었을 때는 삼시 세끼 모두 고기를 먹어도 소화가 잘되었는데, 요즘엔 도통 속이 거북하다. 점점 대변을 보기도 힘들고, 얼마 전에는 치질 판정을 받기도 했다. 그때 친하게 지내던 동료가 아침마다 과일을 두 개씩 먹어보라고 조언했다. 그리고 일주일 뒤, 이대현 씨는 엄청난 양의 변을 보면서 변비로부터 완전히 해방되었다.

비정상 가축을 만드는 동물 공장

고기를 고를 때 원산지가 어디인지 확인하는 사람이 많다. 어떤 이는 국내산이 아니면 먹지 않고, 어떤 이는 미국산과 호주산이 값싸고 질 좋다며 일부러 찾기도 한다. 하지만 진짜 중요한 건 원산지가 아니라 어떤 환경에서, 어떤 사료를 먹으면서 자랐느냐다.

가축의 99%는 공장식 축산 방식으로 길러진다. 그곳의 환경은 생활이라는 말이 사치로 들릴 정도로 좁고 지저분하다. 비위생적인 환경에서 자라는 만큼 가축들은 어마어마한 양의 항생제를 투여받는다. 매년 사람에게 사용하는 항생제의 총 양이 1300톤인데, 가축에게 투여하는 양은 1만 1000톤이나 된다. 이러니 항생제에 내성을 가진 슈퍼 박테리아가 탄생하지 않을 수 없다.

또한 빠르게 성장시켜서 상품으로 팔기 위해 성장 호르몬 주사도 여러 차례 맞춘다. 소를 빨리 살찌우는 방법 가운데 가장 심각한 것은 다른 동물 사체의 육골분肉骨粉을 먹이는 일이다. 소는 원래 풀을 먹으면서 자라야 하는데, 성장 속도를 높이려고 고기를 먹인다. 그래서 발생한 병이 광우병이다. 원래 광우병은 소만 걸리는 질병이었으나 어느 순간 인수 공통 전염병으로 발전해 세계 곳곳에서 사람의 목숨을 빼앗고 있다. 인간의 욕심이 인간의 목숨을 앗아간 것이다.

햄버거병으로 사망하는 사례들이 뉴스에 보도되면서 사람들의 관심을 끌기도 했다. 햄버거병의 원인은 대장균 'O157:H7'으로, 이 균은 신장을 공격하여 용혈성 요독 증후군을 일으킨다. 그런데 익혀서 나오는 햄버거에 어떻게 대장균이 남아 있는 걸까? 그건 바로 고기가 질겨지는 걸 방지하기 위해 덜 익혀서 팔기 때문이다. 그런데도 햄버거 가게는 여전히 사람들로 북적인다. 그리고 축산업자들은 사람들의 고기 소비량을 맞추기 위해 열심히 가축에 성장 호르몬과 항생제를 투여하고 있다.

수요를 맞추기 위해서는 닭도 대량 생산을 해야 한다. 축산업자들은 생산량을 늘리기 위해 닭을 A4 용지보다도 작은 공간에서 사육하고, 서로 싸워서 상품에 상처를 입히지 않도록 부리를 자른다. 아프거나 성장이 느린 닭은 곧바로 폐기되고, 다 자란 닭은 생명이 붙어 있는 상태에서 사지가 절단되고 피부가 벗겨진다.

빌 클린턴 대통령의 주치의였던 존 맥두걸 박사는 육식을 가리켜 "단백질이 많은 식품이 아니라 죽은 동물의 사체를 먹는 것"이라고 했을 정도다. 그렇다. 육식은 질병과 고통 그 자체를 먹는 행위다.

고기를 먹지 않아도 근육은 생긴다

쇠고기 중에 으뜸으로 치는 부위가 바로 꽃등심이다. 그런데 근육 곳곳에 지방이 끼어 있는 꽃등심은 자연스럽게 생겨난 부위가 아니다. 인간이 혀를 만족시키기 위해 인위적으로 만들어 낸 일종의 불량품이다.

사람의 경우 근육에 지방이 끼면 노화나 병을 의심한다. 하물며 1~2년 된 소에서 마블링이 낀 근육이 생긴다는 건 상식적으로 생각하기 어렵다. 쇠고기에 마블링을 만들려면 꼼짝도 할 수 없도록 가둬놓아야 하는데, 이런 소의 고기는 당장 맛은 있을지 몰라도 건강하다고 보기 어렵다. 마블링 없는 2~3등급의 고기라도 넓은 공간에서 풀을 뜯던 소가 더 건강한 먹거리다.

거위 간으로 만든 푸아그라도 마찬가지다. 프랑스어 푸아foie는 '간'을, 그라gras는 '지방질의, 기름진'을 뜻한다. 푸아그라는 말 그대로 '지방간'이다. 지방간은 건강한 상태의 간이 아니다. 물론 노화가 한참 진행된 거위의 간이라면 문제가 되지 않을 수도 있다. 그러나 사람들은 푸아그라를 인위적으로 얻기 위해 오리와 거위 목에 금속 파이프를 꽂고 어마어마한 양의 옥수수를 강제로 주입한다. 이렇게 혹사당한 오리와 거위는 간이 정상보다 열 배나 커져서 제대로 걷지도 못하다가 몇 주 만에 생을 마감한다.

이렇게 가혹하고 잔인한 공장식 축산 방법은 왜 생겨났을까? 현대 영양학은 동물성 단백질을 섭취하지 않으면 우리 몸의 체조직을 구성하는 데 어려움이 있다고 가르쳤다. 건강을 위해서라도 반드시 고기를 먹어야 하는 것처럼 말이다. 그리고 늘어난 수요를 충족시키기 위해 자유 방목이 아닌 공장식 축산을 장려했다. 정말 우리 몸은 동물성 단백질을 섭취해야만 근육을 만들어낼 수 있는 걸까?

단백질은 오히려 하루에 필요한 양 이상을 섭취하면 덜 소화된 단백질 부산물이 독소로 남아 건강을 해친다. 단백질 파우더를 많이 섭취하는 보디빌더들은 간과 신장 기능에 문제가 오는 경우가 많다. 최근에는 장수와 항노화의 비법으로 저아미노산 식사가 주목받고 있다.

고기는 필수가 아닌 기호식품이다

우리 몸에 필요한 적정 단백질 섭취량은 체중 1kg당 0.9g으로, 몸무게 70kg인 사람은 매일 63g 정도를 먹으면 적당하다. 그런데 식당에서 파는 고기는 보통 1인분이 150g을 훌쩍 넘는다. 고기를 좋아하는 사람은 혼자 2~3인분을 먹기도 하고, 매 끼니 고기반찬을 먹는 사람도 많다. 우리는 단백질을 먹어도 너무 많이 먹는다.

영양과 건강을 연구하는 전문가들은 지나친 육류 단백질 섭취를 암과 2형 당뇨, 심혈관 질환의 원인으로 지목한다. 심지어 발암 물질인 아플라톡신(곰팡이 독소)과 함께 총 칼로리의 20%를 동물성 단백질로 먹인 쥐는 암에 걸렸으나, 5%를 먹인 쥐는 암에 걸리지 않았다.

동물성 단백질이 몸에 해롭다는 사실은 고대 그리스의 철학자 소크라테스와 플라톤도 이미 알고 있었다. 플라톤은 그의 작은 형 글라우콘과 소크라테스가 나눈 대화를 기록했는데, 사람들이 육류를 지나치게 섭취하면 염증과 질병에 걸리고, 도시는 폭력과 전쟁이 일어나며, 변호사와 의사가 좋은 직업으로 대우받는 세상이 될 거라고 예견했다. 철학자들은 보리와 밀, 삶은 양파, 배추, 무화과 열매, 완두콩, 너도밤나무 등의 열매를 먹고 살면 장수할 거라 믿었다.

의사이자 작가였던 조지 맥킬와인은 150년 전에 육식이 암을 만든다는 사실을 발견했고, 그의 후손인 콜린 캠벨도 육식의 문제점을 깨닫고 채식주의자가 되었다. 이처럼 경제적 이익과 무관하고 생명을 중시하는 학자들은 고기가 우리 몸에 해롭다는 사실을 본능적으로 깨닫고 널리 알렸다.

단백질과 질병의 상관관계를 연구하는 의사는 자연스레 동물성 단백질을 멀리하게 된다. 고통스럽게 죽어가는 동물의 사체를 먹을 이유가 사라지기 때문이다. 클린턴 대통령의 주치의였던 존 맥두걸, 베지닥터(채식을 실천하는 의사)로 잘 알려진 이의 철 전문의, 현대 영양학의 대부 콜린 캠벨 등이 대표적이다. 이들은 작은 기능만 바라보고 집착하는 현대 영양학의 문제점을 널리 알리는 데 힘쓰고 있다.

특히 존 맥두걸은 미국으로 이민 온 일본인과 현지 일본인의 건강 상태를 비교 연구해서, 아시아 식단이 매우 이상적이라는 사실을 밝혀냈다. 그는 한국과 일본의 음식에 매우 관심이 많은데, 이는 우리가 먹는 밥과 채소 위주의 밥상이 건강한 식단임을 증명한다. 미 암학회를 설립한 프레더릭 호프만 역시 곡물 위주의 식단이 암을 예방하고 치료하는 식사법이라고 인정했다.

육식은 많은 질병을 유발하는 반면 자연식 위주의 식사는 병이 없고 날씬하며 건강한 몸으로 만들어준다. 거대한 몸집의 육식주의자가 많은 미국에서는 현미와 과일, 자연식 위주로 식단을 바꾼 뒤 심혈관 질환과 암에서 해방된 사람이 많다. 미국인 사망 원인 1위였던 심혈관 질환도 고기 섭취를 줄이고 과일과 채소 섭취량을 늘리면서 줄어들기 시작했다.

무엇보다도 인간의 입을 즐겁게 하려고 너무나도 많은 동물이 고통스러운 생애를 살다가 죽는 게 아닐지 우리는 생각해봐야 한다. 동물의 사체를 덜 먹을 때 건강하게 장수할 수 있다. 아인슈타인은 고기 섭취를 줄이면 건강도 좋아지고 지구상의 생명체도 보호할 수 있다고 말했다. 육식을 줄이는 것이 나와 우리 가족과 지구를 살리는 일이다.

동물성 단백질의 과잉 섭취는 암과 질병의 원인이다.

가공식품은
이미 죽은 음식이다

편의점 음식과 햄버거로 하루 두 끼를 해결하는 26세 두미희 씨는 최근 소화불량이 심해지고 가슴과 등에 여드름이 생겼다. 가끔 두통이 찾아와 신경도 예민해지고, 주변 사람들에게 짜증을 내는 횟수도 늘었다. 한참 고민하던 그녀는 식단이 문제라는 부모님의 조언에 따라 오전에는 과일을, 점심에는 최대한 한식 위주로 먹었다. 그렇게 5일째 되던 날, 미희 씨는 몸이 가벼워지고 등과 가슴의 여드름이 줄어드는 걸 확인할 수 있었다.

가공식품이 주식이 되면 곤란하다

우리가 주로 장을 보는 대형 할인점에는 가공식품이 참 많다. 그만큼 사람들이 많이 찾는다는 방증이다. 그러나 모두가 알고 있듯 가공식품은 몸에 해롭다.

가공식품에는 보존과 유통을 위해 첨가물이 많이 들어간다. 첨가물은 동물의 사료로나 쓰일 법한 저품질 식재료를 아주 싱싱하고 맛있는 음식으로 둔갑시켜 준다. 예를 들어 일본인들이 즐겨 먹는 새빨갛고 통통한 명란젓은 원래 쭈글쭈글한 모양인데, 첨가물로 먹음직스럽게 성형한 것이다.

식품회사 임원에서 첨가물의 폐해를 알리는 전도사로 변신한 일본인 아베 쓰카사의 이야기는 매우 인상적이다. 그는 식품 첨가물 연구로 쓰러져 가는 회사를 살리는 데 크게 이바지했다. 그러던 어느 날 자기 아들이 미트볼 먹는 모습을 보고 충격을 받는데, 그 미트볼은 바로 자신이 쓰레기 잡육을 첨가물로 그럴싸하게 포장한 제품이었다. 그 뒤로 그는 회사를 그만두고 첨가물의 위험성을 알리는 데 힘쓰고 있다.

조사에 따르면 우리가 먹는 첨가물의 종류는 330여 가지이고, 섭취량은 1년에 5~25kg 정도다. 우리는 80세가 될 때까지 300kg에서 1.5톤 정도의 첨가물을 먹는 셈이다. 이런 가공식품과 패스트푸드를 주식으로 삼는 미국은 비만과 각종 심혈관 질환, 암 등에 노출된 질병 공화국이다.

사태의 심각성을 느낀 미 정부는 1975년 '미 상원의원 영양 문제 특별위원회'를 열고 세계적 석학 270여 명에게 심혈관 질환, 당뇨, 암의 원인을 파악해 달라고 부탁했다. 그렇게 해서 만들어진 5000쪽에 달하는 보고서에서는, 식습관을 가장 큰 문제로 지적했다.

보고서에 따르면 어린이라도 패스트푸드를 많이 먹으면 암이나 심혈관 질환에 노출될 가능성이 매우 높은 것으로 드러났다. 그래서 오늘날에는 암이나 심혈관 질환을 더 이상 성인병으로 분류하지 않고 생활 습관병 또는 식원병(음식이 원인인 질병)이라고 부른다. 이 보고서 이후 미국에서는 채소와 과일, 견과류와 가공하지 않은 통곡물을 식사로 선택하는 사람이 늘었다.

MSG와 다이어트 콜라는 진짜 괜찮을까?

가공식품과 패스트푸드에 가장 많이 사용되는 식품 첨가물 중 하나가 글루탐산나트륨(이하 MSG 또는 글루탐산)이다. 글루탐산은 아직도 논란이 많은 첨가물 중 하나인데, 외국에서는 안전성에 의문을 제기하는 목소리가 높다.

글루탐산은 본래 다시마나 버섯 같은 음식에 포함되어 있고, 사람의 뇌 속에도 존재하는 아미노산이다. 아이의 뇌 발달에 꼭 필요한 성분이며, 몸의 요구량에 따라 농도가 조절된다. 그러나 그 양이 지나치게 적거나 많으면 신경학적인 문제가 발생한다.

부족하면 집중력이나 언어 능력, 언어 발달 저하가 나타나고 심할 경우 조현병, 자살 충동, 우울증에 시달릴 수 있다. 반대로 과잉 섭취된 글루탐산은 발암성 신경 독소 물질로서 뇌의 시상 하부에 변성을 일으킨다. 쥐 실험 결과 비만을 유발하고 당뇨, 소화기 장애, 과민 대장 증후군, 암, 파킨슨병, 치매 등의 퇴행성 질환도 일으키는 것으로 알려졌다.

이런 사실을 잘 알고 있는 식품회사는 성분표에 글루탐산을 MSG라고 노골적으로 적지 않고 마치 몸에 좋은 단백질류인 것처럼 표기한다. 식물 단백질 가수 분해물, 자가 분해 단백질, 식물성 단백질 추출물, 입상 단백질, 효모 추출물, 효모 식품, 맥아 추출물, 육수, 각종 조미료, 젤라틴 등이 모두 MSG다. 이 물질들은 몸에 필요한 단백질이 아니라 뇌를 불안정하게 만드는 글루탐산이다. 그러니 소비자는 첨가물이 들어 있는 가공식품을 '몸에 어떤 해를 끼칠지 모르는 독소'로 보는 게 바람직하다.

현대 영양학은 칼로리와 성분표상의 영양을 지나치게 따지는 경향이 있다. 그 배경 아래 탄생한 제품이 칼로리가 없음을 강조하는 '다이어트 콜라'와 '제로' 음료수들이다. 정말 칼로리가 없을까? 결론만 말하자면 그렇다. 설탕 대신 아스파탐을 넣기 때문이다. 아스파탐은 설탕의 200배나 되는 단맛을 내면서도 칼로리는 없다. 이렇게 보면 다이어트 콜라는 정말 괜찮은 제품처럼 느껴진다.

그런데 우리 몸은 결코 기계가 아니다. 아스파탐의 화학명은 'N-L-α-Aspartyl-L-phenylalanine Methyl Ester'이다. 주원료가 메탄올이다. 아스파탐은 글루탐산처럼 시상 하부에 문제를 일으킨다고 보고되어 있다. 칼로리는 없으나 식욕 중추를 자극하기 때문에 비만이 될 수 있다는 의미다. 한마디로 식품 첨가물이 가득한 가공식품을 먹으면서 칼로리를 계산하는 일은 아무 의미가 없다. 그리고 아스파탐에 중독되면 만성 피로, 주의력 결핍 행동 증후군, 당뇨병, 알츠하이머와 비슷한 증상에 시달릴 수 있다.

가공식품은 한마디로 다이어트의 적이다. 가공식품은 계속 가공식품을 부른다. 첨가물이 가득한 음식을 먹으면 또 다른 가공식품이 먹고 싶어진다. 달콤한 맛의 빵을 먹으면 담백한 맛의 빵을 먹고 싶고, 치킨을 먹으면 반드시 콜라를 마셔야 한다. 배 둘레는 점점 늘어나고 첨가물은 몸에 꾸준히 쌓인다. 비만 연구가 조지 브레이 박사는 지방 세포에서 글루탐산과 같은 조미료 성분, 농약에서 나온 화학 물질 찌꺼기, 아스파탐 같은 감미료, 각종 식품 보존료가 발견되었다고 보고했다.

게다가 첨가물이 많이 들어간 음식을 먹으면 몸의 독소 처리 공장인 간과 신장의 기능이 약해진다. 간은 수많은 일을 하는데, 지방을 분해하는 핵심 장기이기도 하다. 이처럼 첨가물은 고려하지 않고 칼로리만 계산하는 다이어트는 현명하지 못하다.

공장에서 몇 시간 만에 만들어진 죽은 음식을 계속 먹을 것인가?

들어가는 말에서 밝혔듯이 의학은 발달하는데 아이러니하게도 질병의 종류는 오히려 늘어만 간다. 식품 기술도 마찬가지다. 수많은 음식이 공장에서 먹기 좋게 포장되어 나오는데 그 음식을 먹은 우리는 비만, 아토피, 알레르기, 소화불량, 과민 대장 증후군 등 각종 질환에 시달린다.

사람의 몸은 살아 있는 자연이다. 그러나 우리가 먹는 음식에는 생명이 없다. 영양 성분이 적혀 있지만 전체적으로는 죽은 음식이다. 자기 집 냉장고와 부엌을 살펴보자. 각종 냉동식품과 탄산음료, 빵, 과자, 라면이 얼마나 가득 채워져 있는가? 개중에 살아 있는 음식은 얼마나 되는가? 이런 음식을 평생 먹어도 괜찮을까?

살아 있는 음식이란 과일이나 채소처럼 효소가 활성화되어 있는 음식을 말한다. 오랜 시간 자연이 만들어낸 살아 있는 음식은 우리 몸에 순수한 에너지를 공급한다. 예를 들어 사과는 묘목 상태가 되기까지 3~4년이 걸리고, 꽃이 피고 열매를 맺기까지는 6~7개월이 더 걸린다. 쌀은 어떤가. 1년 내내 농부가 살피고 보듬어야 그 알맹이를 수확할 수 있다.

반면에 가공식품은 공장에서 불과 몇 시간 만에 대량으로 만들어진다. 급히 만들어진 음식은 몸이 가지고 있는 자연의 질서, 즉 신진대사를 파괴한다. 그러니 지금 당장 생명이 없는 가공식품을 냉장고에서 몰아내자.

내 입으로 들어간 음식이 내 몸의 세포와 피를 만든다. 살아 있는 자연의 음식을 택할 것인가, 독소를 택할 것인가는 여러분의 몫이다.

POINT

가공식품은 가짜 음식이다.
진짜 음식은 자연에서 오랜 시간에 걸쳐 만들어진다.

염증으로 가득 찬
우리 몸

빵과 우유로 끼니를 해결하는 일에 익숙한 37세 박희영 씨. 그녀는 만성 피로와 소화불량으로 얼마 전부터 병원 치료를 받고 있다. 제대로 밥을 챙겨 먹고 싶었지만 너무 바쁘다는 핑계로 편의점 음식만 먹은 게 원인이었다. 먹다 보니 편의점 음식이 간편하고 맛있게 느껴지기도 했다. 그런 희영 씨에게 지인은 가공식품을 줄이고 건강한 식사를 할 것을 권했고, 편의점 음식을 줄이자 피로감도 많이 줄어들었다.

염증은 자연스러운 회복 과정

우리는 알게 모르게 다양한 염증과 함께 살아가고 있다. 비염, 중이염, 위염, 대장염 등 평소엔 느끼지 못하지만 막상 닥치면 불편한 염증이 주변에 참 많다. 이런 인체 염증 반응은 내과 진료의 70% 이상을 차지할 정도다. 그렇다면 대체 염증이란 무엇일까?

염증을 알려면 먼저 면역 과정에 대해 알아야 한다. 면역이란 한마디로 외부 항원을 처리하는 과정이다. 우리 몸에는 백혈구, 림프구, 항체, 대식 세포 등 다양한 면역 세포들이 있는데, 이들이 활동하는 곳에는 염증이 생기게 마련이다.

염증은 면역 반응으로 인체가 정상적인 상태를 회복하려는 과정에서 나타나는 증상이다. 쉽게 말해 면역이 전쟁이라면, 염증은 전쟁터의 모습이다. 우리 몸에 이상한 물질이 들어오면 인체는 여러 반응과 신호를 보내 백혈구와 항체를 동원한다. 그러면 우리 몸을 지키고자 하는 아군(면역 세포)과 침입한 적군(병원균, 바이러스, 손상된 세포 등) 사이에 치열한 싸움이 벌어지는데, 이 과정에서 열이 나고(발열) 통증이 생기며(동통), 빨갛게 변하고(발적) 붓기도 하며(부종), 염증 부위의 기능 장애가 일어난다. 상처 부위에서 나오는 고름은 전쟁에서 전사한 백혈구와 병원균의 사체라고 보면 된다.

우리 몸에는 불필요한 것을 제거하고 건강한 상태를 유지하려는 본능이 있다. 염증은 몸이 정상 조직과 기능을 회복하려는 자연스러운 과정이고, 염증이 생겼다는 건 그만큼 몸의 방어 기능이 제대로 작동하고 있다는 증거다. 문제는 눈에 보이지 않는 몸속 미세 염증이다.

눈에 보이지 않는 살인자

현대인은 알레르기나 아토피, 천식 같은 다양한 면역질환에 시달리고 있다. 그중 자가면역질환이란 면역 세포가 외부에서 들어온 물질이 아닌 자기 몸을 공격하는 질환으로 전신 홍반성 낭창(루프스, SLE), 류머티즘 관절염, 궤양성 대장염, 크론병, 베체트병, 쇼그렌 증후군 등이 대표적이다. 면역력이 너무 과한 것도 문제가 되는 셈이다. 궤양성 대장염이나 크론병은 과거에는 그 수가 적어 희귀 질환으로 분류했지만, 지금은 일상에서 쉽게 만날 수 있는 병으로 취급받고 있다.

자가면역질환에 걸리면 몸속에서 꾸준하게 염증 반응이 일어난다. 이는 눈에 보이는 급성 염증보다 심각하다. 눈에 보이지 않는 미세한 세포와 혈관에서 조직 손상이 일어나기 때문이다. 예를 들어 류머티즘 관절염은 림프구가 관절의 일부분인 활막을 공격하여 연골이 손상되는 질병으로, 이 병에 걸린 사람은 연골이 점점 구부러지고 변형된다. 이 경우 면역을 떨어뜨리는 억제제를 먹지 않으면 진행을 막을 수 없다.

2004년 미국 주간지 〈타임〉은 염증에 '보이지 않는 살인자 The Secret Killer'라는 별명을 붙였다. 눈에 보이는 염증은 항염제나 소염제 등으로 치료할 수 있지만, 미세 염증은 초기에 알아채기 어렵고 일반적인 염증 치료제로 치료할 수도 없기 때문이다. 심지어 미세 염증은 그대로 두면 동맥경화증부터 시작하여 암이나 치매 등의 큰 질병으로 이어진다.

동맥경화증은 혈관에 콜레스테롤이 쌓여서 좁아지거나 막히는 증상인데, 백혈구가 이런 불필요한 콜레스테롤을 잡아먹는 과정에서 동맥이 딱딱해지고 붓는다. 그래서 동맥경화증을 단순한 혈관 질환이 아닌 염증 반응이라고 하는 것이다. 암도 미세 염증의 한 종류다. 염증을 치료하지 않고 몇 년 이상 방치하면 만성 염증으로 커진 후 암으로 발전하기 때문이다.

몸속 미세 염증은 다른 기관을 약하게 만드는 원인이기도 하다. 미세 염증이 있는 한 우리 몸은 항상 전쟁 상태다. 전쟁터에서 가장 중요한 것은 바로 생존이다. 우리 몸은 생명을 지키기 위해 본능적으로 중요한 기관에 많은 에너지를 공급한다. 심장은 더 많이 뛰고, 폐는 더 많이 호흡하며, 신장은 더 많은 찌꺼기를 배출한다. 반대로 소화와 흡수, 배설을 담당하는 위, 간, 장의 기능은 다소 떨어진다.

신진대사의 균형이 무너지는 건 꽤 심각한 일이다. 우리 몸은 잘 짜인 시스템과 같아서 하나가 무너지면 다른 기능도 무너지게 되어 있다. 예를 들어 간 기능이 약해지면 지방 대사에 어려움이 생기고 비만이 될 가능성이 커진다. 비만 세포에서는 히스타민 같은 염증 물질이 나오는데, 그러면 또 우리 몸은 이 염증 물질을 처리하기 위해 더 많은 에너지를 심장과 폐, 신장으로 보낸다. 악순환이 반복되는 것이다.

그러니 염증이 많아서 살이 찌는 사람은 열심히 운동하고 적게 먹는 전통적인 다이어트 방법보다 염증 치료에 집중하는 게 효과적이다.

염증도 음식으로 조절한다

염증이 관찰되면 병원에서는 항염제나 면역 억제제를 처방한다. 항염제는 염증을 가라앉히는 약이다. 염증이 일어나면 해당 부위가 붓고 충혈되고 통증이 생기는데, 항염제는 상처 부위를 붓지 않게 하려고 점액 분비를 줄이고 혈관에 빈혈을 일으킨다. 면역 억제제 역시 림프구나 T세포 같은 면역 세포의 증식을 막는 약이다.

이렇게 모든 약은 자연스러운 효소계를 차단하고 억제하기에 독성, 즉 부작용이 있다. 면역 억제제를 먹으면 백혈구가 감소하고 위장 장애와 구토, 탈모와 폐 질환, 혈관 장애 등이 일어날 수 있다. 젊은 30대 여성이라도 면역 억제제를 꾸준히 먹으면 뇌경색이 오기도 한다.

병원에서 처방하는 약은 즉각적인 증상 개선의 효과가 있다. 하지만 근본적인 개선은 어렵다. 염증 치료는 꾸준한 식이요법을 통해 몸의 건강 상태를 개선하는 것이 중요하다.

미세 염증을 줄이는 데는 다양한 자연의 성분들이 도움이 된다. 비타민이나 식물 영양소도 필요하지만 특히 중요한 물질은 오메가-3 지방산이다. 오메가-3 지방산은 콜레스테롤 수치를 조절해 주는 착한 지방으로, 염증에 노출된 몸은 오메가-3 지방산과 오메가-6 지방산의 비율이 불균형인 경우가 많다. 보통 오메가-3 지방산과 오메가-6 지방산 비율이 1:1에서 1:4일 때 이상적이라고 하는데, 염증에 노출된 사람은 1:20 이상으로 비율이 심각하게 깨져 있다.

오메가-6 지방산은 아라키돈산이라는 지방산의 대사 과정에서 염증을 유발한다. 문제는 우리가 먹는 음식 대부분에 오메가-6 지방산이 많다는 사실이다. 동물성 단백질인 고기와 달걀, 인스턴트식품에 특히 많이 함유되어 있다. 옥수수 역시 오메가-6 지방산이 많아서, 풀이 아닌 옥수수 사료를 먹고 자란 동물의 고기를 먹으면 오메가-6 지방산을 과잉 섭취하게 된다. 염증이 많은 고기를 먹는 셈이다.

해결책은 오메가-6 지방산의 양은 줄이고 오메가-3 지방산을 늘리는 식단이다. 염증이 많은 사람은 동물성 단백질과 튀긴 음식, 가공식품, 햄버거 등의 인스턴트 음식을 반드시 줄여야 한다. 이러한 음식은 염증이라는 불꽃에 기름을 붓는 셈이다.

오메가-3 지방산이 풍부한 참치, 연어, 고등어 등의 생선 기름과 들깨, 견과류, 아마씨 등이 꼭 필요하다. 다양한 식물 영양소의 도움으로 오메가-3 지방산을 더 효율적으로 흡수할 수 있는 식사법으로 바꾸면 염증 없는 건강한 몸을 만들 수 있다. 오메가-3 지방산의 효과에 관한 이야기는 3장에서 더 자세히 다룬다.

POINT

건강을 위해 염증은 반드시 해결해야 한다.

야생 본능이
건강을 살린다

42세 이미혜 씨는 반려동물과 함께한 지 10년 정도가 되었다. 그런데 미혜 씨의 반려견은 소형견인데도 몸무게가 7kg이 넘는 비만이다. 평소 반려견이 좋아하는 음식만 주다 보니 이렇게 되었다. 몸무게가 많이 나가니 관절염이 심해졌고, 조금만 걸어도 낑낑거린다. 반려견과의 행복한 산책은 꿈나라 얘기다. 주변에서는 이렇게 살찌우는 것도 동물 학대라고 미혜 씨를 질책한다. 미혜 씨는 어떻게 하면 반려견의 살을 뺄 수 있을까 걱정이다.

야생동물은 만성질환을 모른다

옛날 사람들에게 전염병은 매우 심각한 재난이었다. 14세기 유럽에서는 흑사병(페스트)으로 유럽 인구의 3분의 1 이상이 목숨을 잃었고, 1900년대 초반 발생한 스페인 독감은 우리나라 인구에 필적하는 최소 5000만 명 이상의 목숨을 앗아갔다. 병균과 바이러스의 존재 자체를 몰랐던 사람들에게 전염병은 '신의 징벌' 그 자체였다. 빠르게 발전한 의학 기술 덕분에 전염병 사망률은 과거에 비해 크게 줄었지만, 더 심각한 질병이 탄생했다.

주변을 둘러보면 3명 중 1명이 암으로 고통받고 있고, 2030년이 되면 인류의 절반이 과체중에 시달릴 것으로 전망된다. 심혈관 질환이나 치매, 당뇨병 등의 퇴행성 질환뿐만 아니라 젊은 당뇨, 젊은 암과 소아 당뇨, 소아암도 심각하다. 잘못된 식습관으로 인한 만성질환은 최근 인간과 함께 사는 반려동물에게도 나타나고 있다. 반려동물 전용 비만 클리닉이나 운동기구는 더 이상 해외 토픽에서 소개되는 외국 이야기가 아니다.

그러나 아이러니하게도 의료 과학의 손길이 미치지 않는 야생동물에게서는 비만이나 대사 질환이 발견되지 않는다. 야생동물이 걸리는 병은 대부분 인류가 이미 극복한 세균과 바이러스성 질병이다. 만성질환 면에서는 야생동물이 우리보다 더 건강하다는 얘기다. 우리는 지나치게 똑똑해진 나머지 자연이 선물한 건강함을 잃어버린 것은 아닌가 생각해 보아야 한다.

공복으로 몸을 리셋한다

공복은 배에 음식물이 없는 상태, 만복은 가득 찬 상태다. 야생 동물은 사냥을 통해서만 만복 상태를 만들 수 있다. 사실상 늘 배고픈 공복 상태라는 얘기다. 몸은 공복과 만복일 때 하는 일이 다르다. 늘 배에 음식이 차 있어야 하는 건 아니라는 뜻이다. 배부른 건 참 행복한 일이지만, 만복만큼이나 공복의 시기도 중요하다.

공복 상태는 왜 중요할까? 공복은 소화기의 휴식 시간이며 몸의 재생 시간이다. 음식물을 소화하느라 열심히 일한 장기들이 회복하고 다시 일하기 위해 준비하는 시간이다. 사람도 일을 한 다음엔 충분히 휴식을 취해야 효율이 오르고, 영업하는 가게도 쉬는 날이 있어야 장사가 잘된다.

야생동물은 본능적으로 공복의 중요성을 알고 있다. 아플 때는 아무것도 먹지 않고 동굴 속으로 들어가 몸을 웅크리고 잠만 잔다. 한마디로 단식을 한다. 단식은 음식물이 들어오지 않아 소화기가 휴식을 취하는 상태다.

그런데 유독 인간은 공복과 단식 상태를 매우 불안해한다.

무언가를 먹지 않으면 당장 큰일이라도 날 것처럼 채우고 또 채우려 든다. 입맛이 없는데도 무조건 먹어야 한다고 생각해서 죽이라도 한술 뜨라고 한다. 죽은 소화의 원리로 볼 때 좋은 음식이 아니다. 그 이유에 대해서는 2장 위 건강법에서 자세히 다룰 예정이다.

우리는 공복 상태를 두려워할 필요가 없다. 기아로 에너지가 고갈되어 죽기까지는 몇 주 이상의 매우 긴 시간이 걸린다. 오히려 공복 상태에서 몸의 신진대사가 더 좋아진다. 비만과 당뇨 등으로 둔해진 인슐린 민감도가 증가하고, 지방 분해 등 신진대사가 활발해져서 몸속 만성 염증도 줄어든다. 이러한 공복 상태의 장점을 활용한 건강법이 '간헐적 단식'이다.

단식에 성공하면 몸에 있는 독소가 빠지고 세포와 조직이 재생되어 건강한 몸으로 리셋된다. 2016년 노벨 생리의학상은 공복 상태에서 장수 유전자가 활성화되고 노화 세포들이 처리된다는 오토파지autophagy(자가포식) 연구자 오스미 요시노리 교수가 받았다.

단식이 항상 성공하는 건 아니다. 단식의 성패는 보식補食, 즉 단식 직후의 식사법에 달려 있다. 보식에서 가장 중요한 것은 좋은 음식의 선택과 '완전 소화'다.

나는 열흘 단식을 체험하며 몸이 스스로 회복하는 것을 느꼈다. 20대 후반부터 소화불량과 만성 피로가 심했는데, 단식을 한 뒤로 위가 편해지고 몸도 가벼워졌다. 체지방만 7kg 감량했고, 일반 다이어트의 폐해인 근육 처짐 현상도 전혀 없었다. 몸이 회복, 재생되는 과정 중에 염증이 생기기도 하면서 몸이 리셋되는 것을 느꼈다. 꽤 많은 건강법에서 하루 16시간 공복을 중요하게 여기는 것도 바로 이런 까닭이다.

야생동물은 배가 부르거나 아플 때는 먹지 않고, 배고플 때만 먹는다. 공복과 만복의 리듬은 야생동물이 가르쳐주는 자연의 본능이다. 수많은 논문과 실험 결과가 이를 증명한다. 무엇보다도 우리는 본능의 감각을 일깨우는 과정이 필요하다.

야생동물처럼 건강하게 먹어라

본능대로 사는 야생동물과 집에서 사는 반려동물은 먹는 음식이 확연하게 다르다. 야생동물이 반려동물보다 건강한 이유를 규명하려는 실험이 일본에서 있었다. 연구진은 굶주린 원숭이에게 찐 감자를 평소에 먹는 양의 네 배인 400g을 주었다. 하지만 원숭이는 욕심을 내지 않고 100g 정도만 먹었다. 그런데 꿀과 버터를 발라서 주자 원숭이는 400g 이상을 먹었다. 지방과 당이 섞이고, 단맛과 짠맛이 섞인 음식 앞에서 식욕이 더 증가한 것이다.

식품에 쓰이는 각종 첨가물은 우리의 입맛을 교란해 식욕에 문제를 일으킨다. 특히 음식물에 대한 욕구를 조절하는 뇌의 시상 하부의 만복 중추에 문제를 일으켜 평소보다 훨씬 많이 먹게 한다. 간이 세고 복잡하게 양념한 음식 앞에서 우리가 젓가락을 쉬이 놓지 못하는 까닭이다.

사람과 유전자가 99% 같은 유인원, 침팬지의 주식은 과일이다. 나뭇잎과 나무껍질도 먹는다. 다만 벌이나 개미 같은 동물성 먹이도 5% 미만으로 먹는다. 고릴라는 조금 더 식물을 좋아한다. 풀잎, 관목, 덩굴을 많이 먹는다. 이렇게 사람과 닮은 동물들은 자연의 식물을 주로 먹으면서도 몸에 근육을 만들고 적과 맞서 싸운다. 꼭 동물성 단백질을 먹어야만 몸에 근육이 만들어지는 건 아니다.

사람의 몸은 자연이다. 본능적으로 자연에 가까운 살아 있는 음식을 좋아하게 되어 있다. 가공식품과 자연식품 중 어느 한쪽만 오랫동안 먹게 해보면 알 수 있다. 가공식품을 한 달 내내 먹기란 매우 어렵다. 오랜 기간 가공식품을 먹은 후 신선한 자연의 음식을 먹으면 더 행복하다. 결국 우리를 살리는 건 본능이다.

POINT

야생동물은 만성질환이 없다.

마음의 병이
수명을 줄인다

48세 정형규 씨는 19년 차 직장인이다. 연차가 오를수록 연봉도 올랐지만 그만큼 스트레스 지수도 계속 상승했다. 스트레스를 받는 만큼 배 둘레도 꾸준히 늘어났다. 이대로는 안 되겠다 싶어 헬스장에 연회원으로 등록했지만 일이 끝나면 지쳐서 가지 않는 날이 더 많았다. 어떻게 하면 효과적으로 스트레스를 풀고 배 둘레도 줄일 수 있을까? 그는 먼저 마음의 휴식을 취하기로 했다.

마음이 아프면 몸도 아프다

WHO(세계보건기구)는 '건강'을 신체적·정신적·사회적으로 안녕한 상태로 정의한다. 몸과 마음은 분명히 연결되어 있다. 중요한 회의나 시험을 앞두면 소화가 잘되지 않고 체하는 일이 종종 있다. 아프긴 아픈데 어디가 아픈지 뚜렷하지 않아 병원을 찾으면 의사들이 스트레스 때문이라고 진단하는 사례도 많다. 이처럼 몸과 마음은 생각보다 더 면밀한 관계를 유지하고 있다.

최근 비만 인구가 늘어나는 것도 마음의 문제와 관련이 깊다. 우리는 스트레스를 받으면 가장 쉬운 해결책으로 먹는 것을 택한다. 나도 건강을 깊게 공부하기 전에는 밀가루 중독증이 있었다. 스트레스가 심한 날엔 샌드위치나 토스트를 한 번에 두세 개씩 먹었다. 치킨과 콜라, 과자나 인스턴트식품을 잔뜩 사서 돌아와 먹기도 했다. 그때 몸에 좋은 과일이나 채소로 스트레스를 풀었다면 좋았을 텐데, 그러기가 쉽지 않았다. 이처럼 스트레스는 나쁜 음식에 대한 식탐을 불러일으킨다.

세상에 스트레스 없는 사람이 얼마나 되겠는가? 회사에서 온종일 시달리는 직장인에게 스트레스는 끊으려야 끊을 수 없는 운명이나 마찬가지다. 하물며 세상 물정 모르는 어린아이도 스트레스를 받는다. 문제는 스트레스를 제때 해결하지 못하고 마음에 담아두는 만성 스트레스 상태다. 화, 걱정, 두려움, 불쾌,

고통, 절망, 슬픔과 불안의 늪에 매 순간 갇혀 있다고 생각해 보라. 만성 스트레스 상태에서는 건강한 사람도 금세 어딘가 아픈 구석이 생길 수밖에 없다.

마음을 고쳐먹고 건강한 몸을 만들어가는 과정은 큰 변화를 향한 도전이다. 그러나 이 변화 자체도 누군가에게는 스트레스다. 그래서 건강한 사람들을 보면 대부분 헬스 트레이너, 운동선수 같은 건강 산업에 관련된 직업군이나 오래전부터 꾸준히 건강을 관리해 온 CEO 등이다.

스트레스를 관리하지 못하는 사람은 건강하지 못하다. 암 환자들도 대부분 스트레스로 면역력이 심하게 떨어졌을 때 암이 발병한 것으로 추정한다. 지금부터 스트레스가 우리 몸에 어떤 변화를 일으키고 어떻게 내부 환경을 망가뜨리는지 자세히 살펴보자.

스트레스, 죽음의 호르몬을 부르다

스트레스를 받으면 코르티솔cortisol이라는 호르몬이 많이 분비된다. 코르티솔은 콩팥 위에 달린 부신 피질에서 분비되는 스트레스 호르몬이다. 사람의 몸은 생존을 위한 여러 시스템을 갖추고 있다. 예를 들어 산에서 호랑이를 만났다고 상상해 보자. 이

때 우리 몸은 목숨을 건 싸움이 일어날지도 모른다는 생각에 본능적으로 움직인다. 근육은 긴장하고, 눈과 귀를 비롯한 모든 감각 기관이 예민해진다. 평소 이상으로 머리 회전도 빨라진다. 이렇게 외부 위협에 맞서 몸이 최대 에너지를 만들어낼 수 있게 도와주는 호르몬이 코르티솔이다. 코르티솔이 분비되면 신체 기관으로 공급되는 혈액량과 호흡 횟수가 늘어나고 심박수도 빨라진다. 생존을 위한 당연한 반응이다.

문제는 이런 긴장 상태가 만성화되었을 때 발생한다. 스트레스가 지속되면 몸은 건강하지 않은 상태로 전환된다. 언제 일어날지 모르는 위험에 대비하기 위해 지방을 축적하고, 혈액을 지속해서 공급하기 위해 혈당도 상승한다. 당은 인슐린이라는 버스의 도움을 받아 필요한 곳으로 이동하는데, 이 버스를 너무 자주 부르면 버스 기사가 화가 나서 제때 움직이질 않는다. 이렇게 인슐린에 대한 민감도가 떨어진 상황을 인슐린 저항성이 생겼다고 말한다. 인슐린 저항성이 생기면 몸은 당을 에너지원으로 활용하지 못하고 여러 대사 질환에 노출된다.

스트레스는 체내 활성산소oxygen free radical도 증가시킨다. 활성산소는 호흡 시 몸속으로 들어간 산소가 산화 과정을 거치면서 발생하는 산화력이 강한 산소다. 호흡의 약 2%가 활성산소로 바뀌며, 산화력이 산소의 무려 1000배에 달하는 것으로 알려져 있다. 산소는 본래 2개의 전자를 가지고 있어야 안정적인데,

활성산소는 전자 하나를 잃어버려서 공격성을 띠기 때문이다.

물론 활성산소에도 긍정적인 면은 있다. 무엇보다도 활성산소는 몸속의 유해균과 바이러스를 파괴한다. 하지만 지나친 활성산소는 정상 세포를 공격해서 세포막과 DNA를 변형시킨다. 암세포가 만들어지는 것이다. 면역계와 혈관계, 간 기능도 떨어뜨린다. 활성산소는 스트레스를 받을 때뿐만 아니라 과한 운동, 과로, 과음, 과식, 과산화 지질(튀긴 음식) 섭취 등을 원인으로도 증가할 수 있다.

스트레스를 받으면 혈당 수치도 상승한다. 고혈당 음식과 튀긴 음식을 함께 먹으면 최종당화산물이라는 당독소가 만들어져 체내 독소 수치가 높고 염증이 많은 몸이 된다. 당독소에 관한 내용은 5장에서 자세히 다룬다.

마지막으로 스트레스는 노화와 수명의 유전자 텔로미어telomere를 짧게 만든다. 2009년 예일대학교 엘리자베스 블랙번 교수는 텔로미어 유전자 연구로 노벨 생리의학상을 받았다. 그는 20세에서 50세 사이의 여성들이 받는 스트레스와 텔로미어의 연관성을 연구했는데, 스트레스가 클수록 텔로미어의 길이가 빨리 짧아졌다.

반대로 텔로미어의 길이가 짧아지는 것을 방지하면 젊음을 유지할 수 있다. 텔로메라아제telomerase라는 효소는 텔로미어의 길이를 보호해 준다. 생식 세포가 무한 증식할 수 있는 이유는 텔로메라아제의 보호를 받고 있기 때문이다.

블랙번 교수는 피부 세포의 세포 분열 횟수를 늘리는 실험을 통해 140세까지 수명 연장의 가능성을 보여주었다. 이와 더불어 최신 의학 연구는 노화를 운명이 아닌 질병으로 바라보며 치료의 가능성을 시사한다.

나를 먼저 알면 건강이 보인다

정신 분석학자 프로이트는 내면을 초자아, 자아, 이드로 구분했다. 여기서 초자아는 선과 악을 구분하는 양심적인 마음, 즉 도덕적인 의식을 일컫는다. 반면에 이드는 어린아이처럼 원시적인 마음, 즉 무의식이나 충동에 가깝다. 스트레스를 받을 때 나도 모르게 먹는 건 이드의 영향이다. 진짜 배고픔이 아닌 감정적 배고픔에 사람들은 해로운 음식을 마구 입에 집어넣는다. 마음을 이성적으로 제어할 수 있다면 폭식하거나 나쁜 음식을 막무가내로 먹는 행위도 막을 수 있다는 얘기다.

근육 통증을 일으키는 긴장 근육염 증후군의 원인은 무의식에 있다. 감정적 고통을 감당하기 어려운 뇌가 차라리 신체적 고통을 감당하는 게 더 편하다고 생각해 고통을 전이하기 때문이다. 이 치료의 핵심은 자신의 무의식을 깨닫는 것부터 시작된다. 건강한 몸을 만들기 위해서는 무의식도 내 몸의 일부분임을 인정해야 한다.

세계적으로 팔린 자기계발서 《시크릿》은 감사와 웃음, 기쁨 같은 긍정적인 마음이 건강을 결정한다고 강조한다. 미래에 대한 꿈도 건강도 마음이 좌우한다고 얘기하는 것이다. 육체적 질병을 정신적 원인과 연관 지어 연구하고 치료하는 학문인 '심신 의학'도 이와 같은 맥락이다. 심신 의학에서는 명상, 기도, 복식 호흡, 웃음 치료 등으로 환자의 회복을 돕는다.

몸과 마음은 연결되어 있다. 지나친 스트레스 요인이 있다면 병원을 찾기에 앞서 환경 개선부터 고려해 보자. 사람들과 어울리는 취미 활동이나 여행은 긴장을 풀어주고 삶에 의욕을 불어넣어 준다. 무의식에 긍정적이고 감사한 마음이 깃들 때 건강한 삶은 더 빨리 찾아온다.

POINT

몸과 마음은 연결되어 있다.
스트레스는 직접적으로 몸의 건강을 악화시킨다.

운동하면
건강해질 수 있다는 착각

38세 박동민 씨는 체중이 갑자기 15kg이나 불어 헬스장에서 개인 PT를 받기 시작했다. 닭가슴살 샐러드를 주식으로 먹으며 매일 운동을 했더니 4kg 정도 빠졌는데, 정체기에 접어들면서 어느 순간부터 체중에 변화가 없다. 닭가슴살 샐러드도 물려서 이젠 보기만 해도 헛구역질이 났다. 고단백질 음식을 챙겨 먹으며 운동을 하고 있지만 건강해진 느낌보다는 왠지 몸이 더 무겁고 피곤하기만 하다. 20대와는 몸 상태가 확연히 달라진 것을 느꼈다.

운동을 하지 않아도
건강하고 날씬했던 시절이 있다

다이어트를 권하면 사람들은 헬스장이나 수영장 등을 먼저 떠올린다. 먹는 즐거움은 줄이기 어려우니 운동을 통해 살을 빼겠다는 것이다.

물론 운동은 우리 몸에 긍정적인 효과가 많다. 활동적인 사람은 비활동적인 사람보다 근육량이 많고, 혈액이나 림프액 순환도 수월하며, 관절 건강도 좋다. 당뇨, 고지혈증, 암 등에 걸릴 확률도 낮다.

운동을 꾸준히 하는 사람은 심리적으로도 건강하다. 땀이 흐를 정도의 운동을 하고 나면 상쾌함과 성취감을 맛볼 수 있고, 복잡한 생각을 정리할 수도 있다. 실제로 많은 경영인이 운동을 통해 복잡한 문제의 실마리를 찾고, 중요한 결정도 내린다. 이렇게 운동을 열심히 하면 몸이 가벼워지고 몸매도 좋아져서 자존감이 향상되는 효과도 있다.

그러나 단언컨대 운동만으로는 건강해질 수 없다. 우리 몸의 신진대사는 그렇게 단순하지 않다. 운동은 분명 좋은 활동이지만, 각종 인스턴트식품과 패스트푸드를 먹으면서 운동만으로 건강한 몸을 만든다는 건 말이 안 된다. 주변에 건강하지 않은 헬스장 연회원이 얼마나 많은지 확인해 보라. 심지어 하루 10시간씩 운동만 하는 선수들의 평균 수명은 일반인보다 짧다.

대신 운동하지 않아도 건강했던 여러분의 20대 시절을 떠올려 보자. 지금과 무엇이 다를까? 그렇다. 운동보다 더 중요한 것이 신진대사다. 20대와 30대, 40대, 50대는 대사 능력에서 현격한 차이가 난다. 건강했던 사람도 20대 후반이 되면 소화력이 떨어지고 피로감이 늘어난다. 전에 없던 알레르기가 생기기도 하고, 면역력도 떨어지는 걸 느낄 수 있다.

사람의 몸은 운동이 아니라 영양소로 만들어진다. 엄마 배 속에 있는 태아가 따로 운동을 해서 건강하게 태어나는 게 아니다. 엄마가 제공하는 영양소를 잘 받아먹는 아이가 신진대사도 활발한 아이로 태어난다. 어른도 마찬가지다. 몸은 죽기 전까지 끊임없이 스스로 세포를 만들고 사멸하는 과정을 반복한다. 적혈구의 수명은 120일이고, 위장 상피 세포는 5일에 한 번씩 재생한다. 조금 길지만 뼈도 7년에 걸쳐 재생을 반복한다고 하니, 우리는 매일 새롭게 다시 태어나는 셈이다.

건강하게 다시 태어나기 위해서는 운동보다 잘 먹는 게 우선이다. 단백질 위주의 보양식을 먹으라는 말이 아니다. 세계보건기구는 탄수화물, 단백질, 지방, 비타민, 미네랄, 식이섬유를 6대 영양소로 지정했다. 보양식을 먹어도 비타민과 미네랄이 부족한 식사는 영양학적으로 균형 잡혔다고 할 수 없다.

운동만으로는 지방이 사라지지 않는다

균형 잡힌 식사를 꾸준히 하면 오장육부가 건강하게 재생된다. 특히 위와 간, 장이 건강하면 온몸이 건강해진다. 영양의 흡수와 대사, 합성을 주관하는 핵심 장기이기 때문이다. 그 외 신경이나 호르몬, 혈액 등은 모두 섭취한 음식의 영양과 흡수 상태에 따라 결정된다. 그러니 살을 빼고 싶은 사람은 운동보다 오장육부 관리에 먼저 초점을 맞춰야 한다. 오장육부가 건강하면 신진대사가 활발해져서 지방이 빨리 분해되기 때문이다.

병원에 가면 건강을 위해 살을 빼라는 얘기를 자주 듣는다. 하지만 이는 잘못된 이야기다. 신진대사가 원활하면 살도 안 찌기 때문이다. 건강하면 살찌지 않는다는 얘기다. 건강하지 않아서 살이 쪘는데, 살부터 빼고 오라는 건 논리적으로 맞지 않는다.

체지방은 비축성 에너지원이라 당장 사용되지 않는다. 특히 강도 높은 운동을 하면 먼저 당 에너지원인 글리코겐이 사용된다. 당이 소비되면 우리 몸은 최대한 빨리 예전과 같은 상태로 복구하고 싶어 한다. 운동 후에 밥, 국수, 빵 등의 탄수화물이 더 맛있게 느껴지는 것도 이 같은 까닭이다. 체력 소모가 심한 운동을 할수록 탈진해서 더 많이, 더 빨리 먹게 된다. 나 역시 살을 빼려고 수영을 배웠는데, 체력 소모가 심해 오히려 5kg이 쪘던 경험이 있다.

단순 계산을 해봐도 운동은 살을 빼는 데 그리 효율적이지 않다. 우리가 1시간 동안 걷거나 달리면 약 400칼로리가 소모된다. 한 달 동안 매일 걷고 뛰면 소모되는 양이 1만 2000칼로리 정도인데, 이는 지방 1g이 내는 열량이 9칼로리라고 가정했을 때 1.5kg 빼기도 어려운 수준이다.

반대로 먹는 걸 생각해 보자. 400칼로리는 과자 한 봉지의 열량이다. 과자 한 봉지만 안 먹어도 1시간 달린 효과를 볼 수 있다는 뜻이다. 그러므로 먹는 걸 바꾸지 않고 운동만으로 5kg 이상 빼겠다는 생각은 현명하지 않다. 게다가 운동을 하면 보상 심리가 생겨 더 먹게 된다.

운동이 정말 효과가 있는지 실험한 결과가 있다. 여성건강연구회에서 운동을 하는 그룹과 하지 않는 그룹의 여성 약 4만 명을 비교한 결과, 몸무게 차이가 고작 0.4kg밖에 나지 않는 것으로 조사됐다. 하버드대학교 졸업생이 1만 2000명의 운동인과 비운동인을 비교한 연구 결과에서도 2.3kg의 차이밖에 나지 않았다.

운동하는 사람들이 많이 하는 말 중 하나가 근육을 만들어 기초 대사량을 늘리면 신진대사도 활발해져서 살이 빠진다는 것이다. 그러나 과학자들이 기초 대사량을 연구한 최근 결과에 따르면 몸속 에너지를 소모하는 비율이 근육 18%, 내장 82%인 것으로 드러났다. 근육보다 뇌, 소화계, 심장, 간의 신진대사가 더 많은 칼로리를 소모한다는 뜻이다. 보디빌더들이 1~2kg의 순수 근육을 늘리는 데 거의 1년 이상이 걸린다는 점을 생각하면, 근육으로 살을 뺀다는 건 사실 효율성이 많이 떨어지는 일이다.

그런데도 운동으로 살을 뺐다는 말이 생기는 이유는 무엇일까? 운동하면서 식단을 조절했기 때문이다. 예쁜 몸매를 유지하는 연예인은 운동만 하지 않는다. 밥은 백미 대신 현미를 먹고, 과일과 채소를 즐겨 먹으며, 고기 대신 렌틸콩이나 병아리콩을 챙겨 먹는다. 인스턴트식품이나 패스트푸드를 먹으면서 살을 뺐다는 사람은 본 적이 없다.

나 역시 뱃살이 찌면 저녁을 굶고 헬스장에서 한두 시간씩 운동하던 시절이 있다. 그런데 식단을 바꾸자 허리와 등살이 운동할 때보다 더 간단하게 빠지는 신기한 경험을 했다. 나도 모르는 사이에 오장육부의 기능이 살아났다. 나아가 근육량이 증가하고 체지방이 감소하고 몸의 체수분량이 늘어났다. 이처럼 운동보다는 식습관이, 단백질 하나보다는 균형 잡힌 영양이 다이어트에 더 중요하다.

POINT

운동은 건강에 도움이 되지만 절대적이지는 않다.
건강한 식습관이 건강한 오장육부를 만든다.

의사들이 선호하는
진짜 치료법

40대 후반의 박영철 대표는 걸어 다니는 종합 병원이다. 복부 비만이 심하고, 고혈압약을 먹고 있으며, 당뇨 수치도 걱정되는 상황이다. 몸 관리를 위해 영양제를 챙겨 먹고, 새벽마다 수영장을 다녔으나 오히려 더 피곤하기만 해서 지금은 중단한 상태다. 그러다 아내의 조언으로 식습관을 바꿨다. 일주일 만에 배 둘레가 줄어들고 몸도 가벼워졌다. 요즘은 얼굴색이 좋아졌다는 얘기를 들으며 자존감도 많이 높아졌다.

의사는 가족이 아플 때 어떻게 치료할까?

의사와 의사 가족도 질병에 걸린다. 그런데 그럴 때 의사의 대처법은 환자를 치료할 때와는 조금 다르다. 보통 환자를 치료할 때는 학교에서 배운 대로 교과서적인 치료법을 선택하지만, 본인이나 가족이 아플 때는 다른 방법을 사용한다.

캐나다 맥길대학교 폐암 전문의 118명에게 본인이 암에 걸렸다면 화학 요법으로 치료할 것인지 묻자 75%가 화학 요법을 쓰지 않겠다고 했다. 심지어 화학 요법의 치료 성공률이 고작 2%에 불과하다는 논문도 있다. 이렇게 의사도 자신이나 가족이 아플 때는 증상 완화 요법을 믿지 않는다.

클린턴 대통령의 주치의였던 존 맥두걸은 본인이 아팠던 경험을 계기로 의학을 공부했다. 그는 18세에 중풍을 앓았고, 병의 원인을 육식으로 추정했다. 그래서 스스로 식단 개선을 통해 질병을 치료하고, 지금은 식습관을 중심에 두고 환자 치료에 매진하는 의사로 활동하고 있다.

맥두걸은 치료의 목적을 '증상 완화'가 아니라 '건강한 몸을 갖는 것'이라고 생각한다. 그리고 건강 상태를 결정하는 가장 중요한 요소가 '식습관'임을 미국에 사는 동양인 2세들을 통해 알아냈다. 그의 연구 결과에 따르면, 동양인이라도 미국인과 같은 육류 중심의 식사를 하면 미국인이 걸리는 질병에 걸리고, 반대로 미국인이 동양인과 같은 쌀과 채소 위주의 채식을 하면 병에 걸리지 않았다. 서양인은 육류 위주의 식사가 적합하고, 동양인은 채식이 적합하다는 통념을 깬 것이다.

조엘 펄먼 박사는 약이 아닌 음식으로 환자를 치료하는 의사로 유명하다. 패스트푸드가 학교, 국가, 사회를 넘어 전 세계적으로 학살을 일으키고 있음을 지적한《패스트푸드 대학살》을 통해, 규제와 제도를 만들어서라도 개인의 식습관을 바로잡아야 한다고 설파했다.

특히 그의 자녀들은 어린 시절부터 가공식품 대신 건강한 자연의 음식을 먹는 습관이 든 것이 인상적이다. 그는 부모가 햄버거나 냉동식품을 자녀에게 먹이는 모습을 보고 "저 부모는 자기 아이를 사랑하지 않는가 봐요"라며 의아해했다. 산만하고 학습력이 떨어지는 아이, 알레르기나 천식이 심한 아이들을 조엘 펄먼은 모두 식습관 교정과 부모 교육을 통해 치료한다. 아이의 지금 건강이 24년 후 더 명확하게 나타난다며 조기에 질병을 바로잡을 것을 권한다.

13세 미만의 어린이는 건강한 음식을 먹는 것만으로도 확실하게 몸과 두뇌가 달라질 수 있다. 부모가 어떤 음식을 택하느냐에 따라 아이의 건강과 두뇌, 삶의 모습이 달라진다.

기능 의학을 주목하는 의사들

기능 의학은 증상 완화에 머무르지 않고 병의 원인부터 찾아서 해결하는 요법이다. 영양 상태를 점검해서 몸의 기능을 최대한으로 만들어주는 것을 목적으로 하고, 세포와 조직에 영양소를 공급하는 것을 중시한다.

그런데 바쁜 현대인은 음식을 통해 영양을 완벽하게 섭취하기 어려우니 보충제를 통해서라도 영양을 채워야 한다고 강조한다. 물론 식사는 교정하지 않고 영양제만 한 주먹씩 먹으라고 하는 것은 좀 무리이긴 하지만 귀 기울일 필요는 있다. 식사와 영양에 대한 아무런 조언 없이 약만 처방하는 것보다는 한 단계 더 나아간 방식이다.

만약 사막처럼 자연의 음식을 아예 먹지 못하거나 일정 기간 라면이나 햄버거 등 인스턴트식품으로 끼니를 때우는 현대인이라면, 품질이 좋은 영양 보충제는 도움을 줄 수 있다. 영양제가 간과 신장을 해친다는 말 때문에 거부감이 들기도 하지만, 약물보다 위험한 건강기능식품은 없다. 약물은 독성을 가진 것만 의약품으로 승인되기 때문에 효과 없는 비타민, 미네랄과 비교할 바가 아니다. 약물은 안전하다고 여기면서 건강기능식품을 두려워할 필요는 없다는 뜻이다.

그렇다고 모든 건강기능식품이 효과가 좋다는 뜻은 아니다.

GMP(Good Manufacturing Practice, 의약품 제조 및 품질관리 기준) 인증을 받은 제품이 HACCP(Hazard Analysis Critical Control Points, 식품 위해 요소 중점관리 기준) 인증을 받은 제품보다 더 신뢰할 만하고, 세포에 흡수가 잘 되면서 최대한 천연 성분으로 만들어진 제품이 효과가 좋다고 볼 수 있다.

자연에서 온 것이 더 완벽하다

그러나 기능 의학에도 한계는 있다. 토양의 산성화가 심해지면서 작물을 통해 얻을 수 있는 비타민과 미네랄의 함량이 줄었다고 주장하는 의학자도 있다. 예를 들어 비타민 A의 공급원이 되는 베타-카로틴을 섭취하려면 토마토 하나로는 부족하고 20개 정도를 먹어야 한다는 식이다. 키위도 예전에 비해 영양가가 떨어져서 1개로는 비타민 C 보충이 어렵고 50개는 먹어야 하는데, 이걸 어떻게 다 먹느냐는 식이다. 영양 보충제가 필요하다고 강조하는 것도 이런 이유에서다.

그러나 여기에서 간과한 부분이 있다. 오직 몇 가지 성분만을 비교하면서 토마토의 가치가 영양제보다 못하다고 평가하는 것이다. 토마토에는 아직 과학이 밝혀내지 못한 비타민 J, Q, Z 등 무수한 영양소가 들어 있을 수 있다. 다른 과일도 마찬가지다. 사과는 케르세틴이나 시트르산(구연산), 타타르산 등이 풍부하다고 알려져 있는데, 아직 인간이 분석하지 못한 100가지, 아니 1000가지 이상의 영양소가 있을 수 있다. 사과나 배추, 토마토를 실험실에서 하나라도 똑같이 만들어낸 전적이 있는가? 여전히 사람의 피도 만들지 못하고 수혈에만 의존하듯, 자연의 산물은 인간의 과학이 흉내 내지 못하고 있다.

기능 의학으로 몸을 건강하게 관리하려면 비타민 제제, 미네랄 제제, 오메가-3 지방산 등 따로 챙겨 먹어야 하는 영양제가 매우 많다. 기능 의학 역시 각 장기에 필요한 영양소를 분석하고 그에 해당하는 영양제를 추천하기 때문이다. 의학적으로는 내부 환경설과 세균설이 조합된 형태다. 실제로 기능 의학을 실천하는 의사나 환자들은 병을 예방하기 위해 영양제를 한 주먹씩 섭취한다. 자연스러운 모습은 아니다.

과학과 의학이 우리에게 많은 혜택을 준 것은 사실이나, 모든 자연을 분석했다고 보기는 어렵다. 우리가 지구를 함부로 사용하면서 자연이 우리에게 주는 영양의 가치가 줄어든 점은 분명하지만, 그럼에도 자연이 주는 과일과 채소, 견과류의 영양소는 실험실에서 만들어진 인위적인 약제보다 낫다.

자연이 만들어낸 생명은 그 자체로 아름답고 완벽하다. 내가 영양소의 성분을 하나하나 직접 분석한 뒤 질 좋은 영양제를 선별해서 먹을 때보다 자연의 음식으로 식단을 꾸렸을 때 훨씬 더 건강하고 날씬한 몸이 되었다. 자연의 음식을 먹으면 500개, 1000개가 넘는 셀 수 없이 많은 영양소를 섭취하는 효과를 볼 수 있다. 세포의 기능이 심각하게 떨어져 있거나 염증이 심할 때 흡수율이 높은 영양제가 응급상황에서는 도움이 되지만, 길게 의지할 필요는 없다. 늘 1순위는 음식이다.

사람의 몸은 자연이고, 우리는 자연 속에서 살아가고 있다. 자연의 이치를 깨닫고, 자연이 주는 음식을 먹는 게 무병장수의 비결이다. 아프면 약 먹고 병원 가면 된다는 생각보다 내 몸을 좀 더 사랑하자는 마음으로 이 책의 식습관을 따라 하면, 누구나 쉽게 건강한 몸을 얻을 수 있다.

POINT

의사는 자기 가족을 치료할 때 절대 화학 요법을 쓰지 않는다.

2장

위胃 건강법:

소화가 잘되면
몸이 살아난다

몸의
세 가지 리듬을 지켜라

강영희 씨는 밥이 보약이라는 생각에 삼시 세끼를 꼬박꼬박 챙겨 먹었다. 그런데 50대에 들어서자 소화가 잘 안되고 몸이 점점 무거워지더니, 급기야 병원에서 중성지방이 많다는 판정을 받고 콜레스테롤약을 처방받았다. 아무리 건강을 챙겨도 나이가 들면 어쩔 수 없다는 생각에 영희 씨는 마음이 무거웠다. 그러던 어느 날, 영희 씨는 아침밥을 먹으면 오히려 살이 찔 수 있으니 밥보다 해독 효과가 있는 과일을 아침 공복에 먹으라는 조언을 들었다. 정말일까? 혹시나 하는 생각에 아침마다 생과일을 먹기 시작하고 3개월 뒤, 몸이 가벼워지고 중성지방 수치도 정상으로 돌아오는 기쁨을 누렸다.

자연 위생학과 세 가지 리듬

1830년대 미국 의학계에서는 자연 위생학Natural Hygiene이라는 건강 이론이 주목을 받았다. 약과 수술 위주인 현대 의학에 의문을 품은 의사들이 만들어낸 이론이었다. 그들은 생과일과 생채소 위주의 자연 식단을 먹어야 한다고 주장했는데, 이렇게 먹으면 독소가 배출되고 비타민과 미네랄의 영향으로 신진대사가 활발해진다고 했다.

자연 위생학의 주장 중 가장 흥미로운 지점은 '몸의 리듬'이다. 아침에 뜬 해가 저녁에 지듯, 사람의 몸도 낮에 활동하고 밤에는 잠든다. 몸의 독소를 배출하는 주기(새벽 4시~낮 12시), 음식을 섭취하는 주기(낮 12시~저녁 8시), 음식의 영양소를 재합성하는 동화 주기(저녁 8시~새벽 4시)가 따로 있어서, 이 리듬에 맞는 적절한 식사법을 실천해야 소화, 흡수, 배설이 원활하게 이루어진다는 것이다. 특히 건강하고 날씬한 몸을 위해서는 비움의 시간, 즉 독소를 배출하는 시간이 매우 중요하다.

배출 주기: 새벽 4시부터 낮 12시

우리는 아침에 일어나면 보통 화장실부터 간다. 밤새 몸에 쌓인 독소를 배출하기 위함이다. 이때는 입안이 텁텁하고 식욕도 떨어지는데, 뇌가 잠을 자는 동안 장기도 잠을 자기 때문이다. 컨디션이 제대로 돌아오려면 몸속 장기도 잠에서 깨어나는 시간이 필요하다.

이렇게 몸은 아직 뭔가를 먹을 준비가 되어 있지 않은데, 의사들이나 TV 건강 프로그램은 왜 꼭 아침밥을 먹으라고 하는 걸까? 그건 밤새 떨어진 당을 보충하기 위해서다. 근육과 뇌의 에너지원인 당이 부족하면 아침 일찍 일어나 공부나 일을 해도 능률이 오르지 않는다. 그런데 꼭 쌀밥만 당을 공급하는 것은 아니다. 소화 효소를 자극하지 않는 좋은 음식이 많다.

아침에 일어난 후 가장 좋은 식사는 물이다. 미지근한 물을 한 잔 마시는 습관은 매우 바람직하다. 밤새 소실된 수분을 채우고 소화 기관의 해독도 돕는다.

아침에 밥보다 좋은 에너지를 주면서 수분이 많은 음식에는 생과일이 있다. 과일은 약 90%가 수분이다. 소화 효소의 개입이 없어도 씹으면서 바로 에너지가 된다. 과일에 담긴 9대 영양소는 최고의 해독작용을 하면서 동시에 최고의 영양식이 된다. 과일의 9대 영양소는 3장에서 자세히 다룬다. 아침에 몸에 좋다는 이것저것을 넣어서 갈아먹는 경우도 많은데, 생과일을 깨끗이 씻어서 씹어먹는 것이 제일 순수하고 좋다. 가장 빠른 해독 효과가 있다.

아침에 먹은 것은 하루 종일 에너지로 쓰이고 살로 가지 않으니 임금님처럼 거하게 차려 먹으라는 말은 몸속 장기를 배려하지 않는 식사법이다. 이는 막 일어난 자녀에게 부모가 어려운 수학 문제를 들이밀면서 풀라고 압박하는 것이나 마찬가지다. 아무리 공부를 잘하는 학생도 일어나자마자 수학 문제를 풀고 싶지는 않을 것이다. 아침에 먹는 탄수화물이나 단백질은 오히려 신진대사에 부담을 준다. 그렇게 먹느니 차라리 배출 주기에는 아무것도 섭취하지 않는 게 낫다.

섭취 주기: 낮 12시부터 저녁 8시

섭취 주기는 영양 공급을 위해 음식을 섭취하는 시간이다. '잘 먹고 잘 싸면 건강하다'라는 말이 있다. 여기서 '잘'은 고단백, 고지방 음식을 말하는 게 아니다. 사람들은 고단백질, 고미네랄, 고비타민처럼 특정 영양소가 두드러진 음식을 좋은 음식이라고 여기는 경향이 있다. 하지만 음식을 영양소로 분석하는 습관은 좋지 않다.

음식을 영양소로 보는 관점인 '영양학'은 19세기 초반에 발전하기 시작했다. 영국의 의사이자 화학자인 윌리엄 프라우트가 탄수화물과 단백질, 지방의 개념을 구분하고, 독일 과학자 구스타브 리비히가 질소, 인, 칼륨을 발견했다. 리비히는 우유, 밀가루, 탄산수소칼륨(중탄산칼륨) 등으로 구성된 최초의 인공 이유식을 개발한 사람이다. 하지만 리비히가 만든 이유식을 먹은 아이들에게 발육 부진 현상이 나타나면서 영양학의 허점은 금세 드러났다.

이처럼 영양학은 음식을 선택할 때 도움이 될 수는 있지만 절대적으로 신봉하는 건 옳지 않다. 현대의 과학기술로는 음식에 포함된 영양소를 전부 분석하지 못한다. 그래서 DHA가 함유된 우유, 비타민 C와 D가 함유된 빵 등은 자연 상태의 음식을 이길 수 없다. 콜린 캠벨 역시 자연 그대로의 음식이 영양학적으로 입증된 음식보다 우월하다고 이야기한다.

동양인이든 서양인이든 인간은 육식보다는 생과일과 채소, 견과류, 통곡물, 씨앗류 위주의 자연식이 몸에 더 잘 받는다. 인간이 가진 20개의 어금니와 4개의 송곳니는 고기를 뜯는 것보다 씹어 먹는 게 더 적합하다는 사실을 증명한다. 그렇다고 채식주의자가 되자는 뜻은 아니다. 채식은 동물성 단백질은 먹지 않지만 가공된 빵이나 과자 등은 먹는 것이고, 자연식은 생과일과 채소, 견과류와 통곡물 등 가공되지 않은 자연 그대로의 음식을 먹는 것이다. 채식보다는 자연식이 각종 대사 질환에 걸릴 확률이 낮다.

자연주의자로 알려진 헬렌 니어링과 스콧 니어링은 전 세계에 최초로 귀농과 채식 열풍을 일으킨 주인공이다. 약과 병원에 의지하지 않고 건강한 삶을 살고 싶었던 니어링 부부는 실제로 무병장수를 이뤘다. 특히 1883년에 태어난 스콧 니어링은 100세 이상의 삶은 의미가 없다며 1983년에 스스로 곡기를 끊어 수명을 조절했다. 그들은 아침 식사로 생과일을 먹고, 점심과 저녁에는 다양한 채소, 콩, 견과류에 약간의 곡물을 곁들인 식사를 했다. 1934년에 태어나 현재 노령의 나이에도 여전히 활발하게 활동하는 생태과학자 제인 구달도 건조한 곡물을 소식하며 건강을 유지하고 있다.

한 끼 식사를 통해 얻을 수 있는 최대한의 자연영양을 얻는 것이 좋다. 우리나라의 전통 한식은 반찬 수가 너무 많지만 않다면 매우 좋은 건강식이다. 현미 잡곡에 나물류와 된장 같은 발효음식, 싱싱한 쌈 채소, 해조류 등으로 이루어진 밥상은 소화 효소가 활발한 섭취 주기에 적합하다. 양념이 적은 사찰음식도 한국을 넘어서 세계적인 건강식으로 주목 받고 있다.

건강 상담을 할 때도 아침저녁은 건강식, 점심은 자유식으로 먹어도 괜찮다고 권한다. 하루에 한 끼는 행복을 누리는 것도 중요하다.

동화 주기: 저녁 8시부터 새벽 4시

동화 주기는 낮에 섭취한 영양소가 온몸 구석구석에 흡수되고, 몸을 구성하는 호르몬과 조직으로 전환되는 시간대다. 소화를 마친 몸은 우리가 자는 동안 다른 중요한 일에 효소를 사용한다. 바로 재생과 성장, 회복이다.

수면 시간은 몸속에서 발생한 문제를 해결하는 시간이다. 온종일 쉬지 않고 일한 장기가 하루를 되돌아보며 휴식도 취하고, 잘못된 부분을 바로잡는 시기다. 그러므로 동화 주기에 음식을 섭취하면 오장육부는 야근을 할 수밖에 없다. 그렇게 싫어하는 야근을 가장 소중한 내 몸에게 시키는 꼴이다. 밤에는 뇌뿐만 아니라 오장육부도 쉬어야 한다. 그래야 다음 날 제대로 된 컨디션으로 움직일 수 있다. 암세포는 이렇게 휴식이 필요할 때 제대로 쉬지 못해 만들어지는 것으로 알려져 있다.

이 밖에도 밤에 음식을 먹지 않아야 할 이유가 여럿 있는데, 멜라토닌을 대표로 꼽을 수 있다. 수면 중에 나오는 멜라토닌 호르몬은 5세까지 분비량이 매우 많다가 성장이 멈추는 사춘기 때 75%로 감소한다. 그리고 노화가 진행될수록 멜라토닌의 양도 줄어든다. 즉 멜라토닌이 적을수록 노화가 빨리 진행된다는 얘기다. 야식은 바로 이 멜라토닌 분비량을 줄이는 것으로 알려졌다.

저녁은 편안한 숙면을 위해 가볍게 먹는 게 좋은데, 소화가 쉬운 음식 한두 종류로 이루어진 밥상을 권한다. 아침에 먹은 과일로 저녁을 가볍게 마무리하는 것도 좋다. 지중해식 식단처럼 채소 올리브오일(또는 들기름) 볶음요리에 견과류를 넣은 것도 좋다. 기름 요리를 충분히 먹을 때는 쌀밥을 먹지 않는 것이 좋다. 지방도 연비 좋은 에너지원이 된다. 소량의 현미 잡곡과 나물류 쌈 채소로 이루어진 밥상도 좋다.

배출, 섭취, 동화 주기에 맞춰 식사를 하면 몸은 새롭게 만들어진다. 독소가 제대로 배출되면 몸에 꼭 필요한 영양이 흡수되어 신진대사가 원활해지기 때문이다. 리듬을 맞추면 몸은 더 빨리 회복된다.

POINT

**몸의 세 가지 리듬인 배출 주기, 섭취 주기, 동화 주기만
잘 맞춰도 건강해진다.**

살아 있는 몸에는
살아 있는 효소가 필요하다

육아 휴직을 마치고 복귀한 40세 김현경 씨는 일하면서 스트레스를 받을 때마다 과자를 먹었다. 부작용은 금방 나타났다. 몸무게가 10kg이 늘고, 여드름이 생겼다. 수시로 가려움증에 시달렸고, 앉아 있어도 어지러울 때가 있었다. 이런 현경 씨에게 과일 식사를 제안한 사람은 오래전부터 현경 씨를 보살펴 주던 상사였다. 현경 씨는 상사의 조언대로 오전에 과일을 먹다가 최근 일주일은 하루 세끼를 모두 과일로 먹었다. 그랬더니 살이 5kg 빠지고 여드름과 가려움증도 사라졌다.

진짜 음식과 가짜 음식

우리는 건강해지기 위해 헬스장에 다니고, 음식을 먹을 때도 영양 성분을 꼼꼼하게 따진다. 그런데도 수시로 아프고 살이 찐다. 반대로 야생의 동물들은 건강을 위해 따로 운동을 하거나 칼로리를 계산하지 않는다. 그런데도 당뇨나 고혈압, 고지혈증 걱정이 없다. 우리는 뭔가 단단히 잘못 알고 있는 건 아닐까.

식사의 목표는 피와 살을 만들고 활동할 수 있는 에너지를 얻는 것이다. 먹기 위해 사는 게 아니라 살기 위해 먹는다. 그런데 입으로 들어가는 음식은 우리의 기대만큼 좋은 작용만 하지는 않는다. 어떤 음식은 몸을 망가뜨리고 질병을 부르기도 한다. 이 책에서는 그런 음식을 가짜 음식이라고 부른다.

진짜 음식은 살아 있는 음식이다. 살아 있는 생명체의 특징은 몸에서 끊임없이 효소 반응이 일어난다는 것이다. 즉 살아 있음이란 효소가 활성화되어 있는 상태를 의미한다. 학자에 따라 견해에 차이가 있지만, 사람의 몸에는 약 1만 3000여 개의 효소가 있다고 추정한다.

살아 있는 우리 몸처럼 입으로 들어가는 음식도 효소가 활성화되어 있다면 더 좋겠지만, 사실 우리 주변에는 그렇지 않은 음식이 매우 많다. 가공된 콩이 든 통조림을 생각해 보자. 통조림 속의 콩을 땅에 심어도 싹은 나지 않는다.

효소는 보통 42도에서 기능을 잃는다. 열에 익혀지고 각종 첨가물을 만나 가공 처리되는 순간 생명을 잃어버린다. 우유를 가공해 만든 치즈나 고기를 가공한 햄, 밀가루를 가공한 과자, 지방과 당을 섞어 만든 아이스크림 등은 모두 칼로리만 있고 효소는 없는 죽은 음식, 가짜 음식이다.

도시에 사는 사람들은 이렇게 효소 활성이 사라진 가짜 음식을 먹고 산다. 안타까운 현실이다. 생명체는 살아 있는 음식을 먹어야 하는데, 도시인들은 살아 있는 음식도 죽여서 먹는다. 마치 기계에 기름을 넣듯, 죽은 음식을 먹고 열량만 얻는다.

소화불량의 원인은 효소 부족

가공된 음식을 수년 동안 먹으면 당연히 몸이 이상해진다. 가짜 음식의 주성분은 탄수화물과 단백질, 지방, 각종 첨가물이다. 살아 있는 효소는 없다. 이렇게 효소가 없는 음식을 먹게 되면 기본적인 신진대사에 문제가 생긴다. 효소가 고갈되기 때문이다.

사람은 효소가 없으면 생명력을 유지할 수 없다. 소화 효소가 부족하면 소화불량이 발생하고 섭취한 음식이 변질된다. 탄수화물이 소화되지 않으면 발효가 일어나고, 단백질은 부패, 지방은 산패된다. 몸에 독소가 쌓이기 시작한다는 뜻이다. 독소가 쌓이면 해독을 담당하는 간이 바빠진다.

이 과정이 수년간 반복되면 간 기능이 약해져 몸 전체의 신진대사가 망가지고 점차 피로와 독소가 누적된다. 암이나 비만, 당뇨, 고혈압 등의 증세를 보이는 사람의 장기는 지칠 대로 지친 상태다. 뱃살이 찌고 피로감이 드는 이유도 몸이 지쳐간다는 신호이고, 신진대사에 신경을 쓰라고 몸이 보내는 경고다. 몸의 신진대사를 정상으로 바로잡기 위해서는 운동보다 내장 기관의 기능을 복구하는 게 우선이다. 안이 튼튼하면 바깥도 튼튼하기 마련이다.

과식과 폭식도 심리의 문제라기보다는 효소 부족의 결과다. 우리 몸은 일정량의 효소가 들어오기 전까지 계속 음식을 섭취하려 한다. 치킨이나 피자, 과자 등 효소가 부족한 음식을 먹으면 자신의 평소 양보다 더 많이 먹게 되는 까닭이다. 효소가 풍부한 과일을 너무 많이 먹어서 체했다는 사람을 본 적이 있는가?

식사의 목적은 효소 섭취다

하버드대 의대 교수이자 프래밍햄 심장질환연구소 윌리엄 카스텔리 소장은 과일 성분이 심장 질환을 예방할 수 있다고 했다. 과일 성분이 피를 맑게 해서 동맥경화를 방지한다는 것이다. 이처럼 과일은 혈액뿐만 아니라 오장육부의 상태를 개선해 주는 최고의 해독제이자 영양제다.

효소는 일상생활에도 밀접한 관련이 있다. 우리 몸도 살아 있는 상태이기에 각종 효소 반응이 일어난다. 평소엔 잘 느끼지 못하는 호흡과 혈액순환, 눈 깜박임, 말하기, 걷기 등의 일상생활과 면역 반응도 효소와 관련이 있다. 심지어 동맥에서만 98가지의 효소 반응이 일어나는 것으로 지금까지 확인되었다.

우리 몸에 효소가 가장 많은 시기는 성장기다. 태어난 지 얼마 안 된 아기는 입에서 침이 줄줄 흘러내릴 정도로 효소가 많다. 하지만 병이 깊은 노인은 침이 제대로 나오지 않아 음식을 씹기 힘들다. 이처럼 효소의 양이 신진대사를 관리한다. 몸속 효소가 부족한 상태에서 영양과 칼로리만 계산하는 건 아무런 의미가 없다.

효소를 제공하는 살아 있는 음식은 쉽게 말해 '요리하기 전 자연 그대로의 모습'이다. 생과일과 생채소는 풍부한 비타민과 미네랄, 양질의 수분과 섬유질을 공급해 준다. 과일은 30분 만에 소화되어 혈액에 당을 공급하고 몸속의 독도 제거한다. 약보다 음식의 가치가 높음을 이해하고 권장하는 일부 병원에서는 식사를 하기 어려운 환자에게 일시적으로 삼시 세끼 과일을 먹게 한다. 과일의 수분과 다양한 성분이 체내 미네랄과 영양의 균형을 맞춰준다. 과일의 항산화 성분이 세포 해독과 재생에 도움을 주고 간을 건강하게 만들면, 몸은 치료에 집중할 수 있다.

미래에는 요리사가 사라지는 세상이 온다고 한다. 조리법이 표준화되고 기계의 조리 기술이 발달하면 식재료를 넣고 버튼을 누르는 것만으로도 언제든 원하는 요리를 맛볼 수 있다는 것이다. 그러나 우리가 음식을 먹는 건 단순히 혀를 만족시키기 위해서 또는 배를 채우기 위해서가 아니다. '소화'라는 인체 반응을 통해 몸에 필요한 살아 있는 효소를 섭취하는 것도 식사의 목적이다. 30권 이상의 요리 관련 책을 쓴 새러 타이슨도 "요리의 목적은 음식을 만드는 데 사용되는 개개의 식재료에서 적절한 풍미를 끌어내고 소화되기 쉽게 하려는 것"이라고 했다. 요리사는 먹는 사람의 건강 상태에 맞게 자연식으로 효소를 제공할 수 있다. 무조건 끓이고 덥히면서 영양과 칼로리를 맞추는 게 능사는 아니라는 얘기다.

나아가 살아 있는 음식은 싱싱함을 느낄 수 있는 입맛을 만들어준다. 과일을 계속 먹다 보면 어느 순간 좋아하지 않던 과일이나 다른 채소도 잘 먹게 된다. 건강한 음식이 더 끌리는 입맛으로 자연스럽게 바뀌는 것이다. 즐겨 먹던 라면이나 햄버거, 피자가 맛없게 느껴진다. 물론 인스턴트식품과 패스트푸드를 끊으면 자연스레 몸무게가 줄고, 사소한 일상의 불편도 줄어든다.

POINT

살아 있는 우리 몸에는 살아 있는 자연의 효소가 필요하다.

물 따로 밥 따로 먹어야
소화가 잘된다

47세 이남현 씨는 어느 날 갑자기 가슴이 타는 듯한 통증을 느끼고 병원을 찾았다. 의사는 역류성 식도염 진단을 내렸고, 국에 밥 말아 먹는 습관을 고치라고 했다. 생각해 보니 남현 씨는 늘 국에 밥을 말아 먹었다. 의사는 30번 씹기를 실천하고, 삶은 양배추를 식사 중에 챙겨 먹으라고 조언했다. 한 달 뒤 남현 씨는 역류성 식도염을 고쳤을 뿐만 아니라, 체지방도 3kg 감량하는 만족스러운 결과를 얻었다.

역류성 식도염은 왜 생기는 걸까?

'가슴앓이'라고도 불리는 역류성 식도염은 특정 원인에 의해 위산이 역류하여 식도에 염증이 생기는 병이다. 식도에는 위 점막과 같은 보호막이 없어서 강한 산성을 띠는 위산이 식도에 닿으면 점막이 상처를 입고 염증이 발생한다. 역류성 식도염은 가슴이 타는 듯한 고통과 음식을 삼킬 때 목에 걸리는 이물감으로 일상생활에 큰 지장을 준다. 위염처럼 흔해서 가볍게 생각하지만, 방치하면 통증이 심해지고 식도암으로 발전할 수도 있다.

병원에서는 양성자 펌프 억제제PPI, proton-pump inhibitors로 위산 분비를 억제해 역류성 식도염을 치료한다. 그러나 약으로는 역류성 식도염을 근본적으로 치료할 수 없다. 오히려 위산이 중화되면서 다른 음식물 소화를 방해해 소화불량을 일으킬 수 있다. 게다가 위산이 중화되면 산성 상태에서 반응하는 다른 약이나 칼슘, 철분, 비타민 B12 등의 영양소가 제대로 흡수되지 않는 부작용이 일어날 수 있다. 심장 스텐트 수술을 한 환자가 위산 중화제와 항응고제를 같이 복용하고 사망한 사례도 있다.

위산이 역류하는 원인에 대해서는 의사들의 의견이 분분하다. 맵고 짜고 자극적인 음식이 원인이라는 의사가 있는가 하면, 과식이나 임신 등으로 위 내 압력이 증가하거나 식사 후 바로 눕는 습관 때문에 역류한다고 하는 의사도 있다. 그런데 위가 건강한 사람은 식사 후에 바로 눕는다고 위산이 역류하지는 않기 때문에, 위산 분비 저하를 원인으로 꼽기도 한다.

위산은 pH2 정도의 강산으로 음식물과 함께 들어온 세균을 죽이고 음식물이 소화되는 동안 부패하지 않게 돕는다. 위가 건강하면 적절한 양의 위산이 나와 음식물을 소화한다. 문제는 위산이 부족한 경우에 일어난다.

위산이 부족하면 위액 분비를 촉진하는 가스트린gastrin이 분비되고 이에 따라 하부식도괄약근(분문조임근, 식도위괄약근)이 열린다. 하부식도괄약근은 식도와 위를 연결하는 부위의 밸브다. 소장과의 연결 부위는 유문조임근이라고 한다. 이렇게 음식물이 차 있는 상태에서 하부식도괄약근이 열리면 위의 내용물이 역류하며 위산이 식도를 자극하게 된다.

일부 의사는 위산이 역류하는 환자에게 염화수소Hcl, 즉 산을 처방한다. 위산이 적게 나와서 문제인데 위산분비억제제를 치료제로 사용하면 위의 소화 기능이 더 심각하게 떨어지고, 위로 들어간 세균이나 이물질들이 위산에 살균되지 못한 채 소장으로 넘어가게 된다. 최근 SIBO(Small Instestinal Bacterial Overgrowth, 소장 내 세균 과다 증식) 환자가 늘어난 이유 중의 하나는 위산분비억제제의 부작용으로 볼 수도 있다.

그러나 치료보다 중요한 게 예방이다. 위산을 분비하는 위의 벽 세포parietal cell를 건강하게 만들면 역류성 식도염은 충분히 예방할 수 있다. 그리고 주세포(위샘을 이루는 점막 상피 세포의 하나)를 건강하게 만들기 위해서는 '물에 젖은 장작 이론'을 이해할 필요가 있다.

물에 젖은 장작은 타지 않는다

'소화'란 동물이 몸 밖에서 섭취한 먹이를 흡수할 수 있는 형태로 분해하는 과정이다. 소화가 잘되면 영양소가 온전히 흡수되어 뼈와 살을 만들고, 에너지로 저장된다. 문제는 소화되지 않은 음식물이 몸속에 남아 있을 때 발생한다. 소화가 안 되면 음식물이 부패하고 독소를 배출한다. 이는 소식하는 사람들이 건강한 이유이기도 하다. 워낙 적게 먹으니 소화하지 못하고 남은 음식이 몸속에 없기 때문이다.

소화력을 위해서는 꼭꼭 씹어 침으로 완전히 소화하는 습관을 들이는 것이 가장 좋다. 이때 국이나 물에 밥을 말아 먹는 것은 타고 있는 장작에 물을 붓는 셈이다. 탄수화물은 태웠을 때 에너지를 만들어내는 장작이다. 장작이 잘 타게 하려면 종이나 마른 나뭇가지 같은 불쏘시개가 필요한데, 이 역할을 하는 게 바로 소화 효소다.

장작이 잘 타면 까만 숯으로 변하듯, 음식이 완전히 소화되면 영양소는 온전히 흡수되고 찌꺼기만 남는다. 그런데 잘 타고 있는 장작에 물을 붓는다고 생각해 보라. 축축하게 젖은 장작은 까만 그을음을 남기며 처리하기 힘든 쓰레기가 된다. 밥을 물이나 국에 말아 먹는 건 타는 장작에 물을 붓는 꼴이다.

한식 위주의 자연식 밥상을 꼭꼭 씹어서 침으로 완전히 소화하면 역류성 식도염이나 위염 같은 증상을 예방할 수 있다. 자연의 음식으로 난치병 환자를 치료한 경험이 많은 의료 전문가들은 꼭꼭 씹기의 중요성을 늘 강조한다. 간혹 몸에 좋지 않은 음식을 먹더라도 꼭꼭 씹어 먹으면 침의 소화 효소로 상당한 해독작용이 이루어진다. 물론 건강에 좋은 음식을 50번 정도 꼭꼭 씹어서 먹는 것이 가장 좋다. 50번 씹기는 완전 소화의 첫 단추다.

소화불량은 독소를 부른다

소화가 안 된다며 소화제를 먹는 경우가 많다. 더부룩할 때마다 먹으려고 아예 가방에 넣어 다니는 사람도 있다. 하지만 소화불량은 가볍게 넘길 일이 아니다. 비만이나 당뇨, 고지혈증 등 각종 질병이 소화불량에서 시작된다. 소화가 덜 된 음식 찌꺼기가 위에 쌓이면 담적이 되고, 대장에서는 각종 가스를 생산하는 묵은 변이 된다.

소화가 덜 된 음식 찌꺼기는 대장까지 약 9m의 장을 지나면서 더욱 부패한다. 대장은 탄수화물과 단백질, 지방의 변질이 동시에 일어날 수 있는 장소다. 각종 영양소의 변성으로 유해균이 증가하면 장내 세균총의 균형이 깨진다. 특히 단백질 과다 섭취로 인한 변성은 페놀, 황화수소, 인돌, 스카톨 등의 질소 화합물과 나이트로소아민nitrosoamine이라는 강력한 발암 물질까지 만든다.

간은 이런 물질들을 발견하면 해독하려고 애쓴다. 결국 간은 지치고 피로 물질이 누적되어 만성 피로의 원인이 된다. 이 과정이 자주 반복되면 혈액이 탁해져 노폐물이 빠져나가는 림프에도 이상이 생긴다. 노폐물이 점점 축적되고 신진대사가 매우 떨어지게 되는 것이다. 이처럼 소화불량은 각종 만성질환이나 난치병의 원인이 될 수 있다.

반면 완전 소화가 이루어지면 영양이 잘 흡수되어 찌꺼기만 배설되는 바나나 모양의 변이 나온다. 바나나 모양의 변은 물보다 비중이 낮아서 물에 뜨기도 한다. 바나나 모양의 변은 완전 소화의 증거다. 반대로 소화가 덜되면 변이 무거워서 물에 가라앉는다. 채식 위주의 간단한 식사를 했을 때와 고기를 먹고 난 다음 날의 변 상태가 다른 건 바로 이런 까닭이다.

국과 찌개는 우리나라의 전통적인 식문화다. 오랫동안 이어진 식습관을 단번에 바꾸기란 쉽지 않다. 다만 완전 소화의 원리를 생각한다면 국이나 찌개에 밥을 말아 먹거나 동시에 먹지 않는 게 좋다. 가볍게 생각한 소화불량이 얼마나 큰 병으로 이어질 수 있는지에 대해서는 앞에서 충분히 설명했다. 이제부터라도 물에 젖은 장작 이론을 생각하면서 물 따로 밥 따로 완전 소화 식사법을 실천해 보자.

물 따로 밥 따로 식사해야 완전 소화를 이룰 수 있다.
소화되지 않은 음식 찌꺼기는 독이다.

10첩 반상 부럽지 않은
단순한 식사법

34세 박동민 씨는 친구들과 뷔페를 자주 간다. 마음껏 많이 먹을 수 있기 때문이다. 그런데 요즘은 전과 달리 뷔페에서 밥을 먹고 나면 속이 편하지 않다. 트림과 방귀도 잦아졌다. 분명 얼마 전까지만 해도 아무렇지 않았는데, 뭔가 이상하다. 주변 사람들에게 얘기하니 나이를 먹는 증거라고만 할 뿐 아무도 그 이유를 명확하게 설명해 주지 못한다. 그렇다면 나이 많은 어르신들은 평생 이런 상태를 견디면서 살아간단 말인가? 동민 씨는 이해할 수 없었다.

복합 음식과 단순 음식을 구분하자

밥 따로 물 따로 먹는 일 다음으로 중요한 게 음식의 배합이다. 음식의 배합이 잘못되면 소화가 더디게 되고 음식물이 오랫동안 장에 머무르면서 독소를 배출하는 시간도 길어진다. 음식물 쓰레기를 제때 버리지 않고 오래 두면 썩어서 냄새가 나는 것과 같다. 음식물 쓰레기가 생기면 빨리빨리 버려야 위생적이다. 참고로 복합 음식의 소화 시간은 3시간에서 9시간으로 길고, 단순 음식은 30분에서 3시간 이내로 짧다.

보통 단백질과 탄수화물, 지방처럼 고분자 물질로 이루어진 음식을 복합 음식이라고 한다. 단백질 복합 음식으로는 육류, 생선, 유제품, 달걀 등이 있고, 탄수화물 복합 음식으로는 밥, 빵, 국수, 감자 등이 있다. 복합 음식은 각 성분의 소화 효소가 달라서 섞이면 소화가 더뎌진다.

우리가 좋아하는 삼겹살에 밥, 된장찌개의 조합이나 스테이크와 감자 조합, 토스트와 우유 조합도 사실 소화에는 적절하지 않다. 뷔페에서 다양한 종류의 동물성 단백질과 탄수화물, 지방을 섭취하고 난 뒤 소화가 안 되는 건, 단순히 많이 먹어서가 아니라 복합 음식을 마구 섞어서 먹었기 때문이다.

단순 음식은 소화 시간이 짧은 과일과 채소다. 단순 음식 중 과일은 반드시 공복에 먹는 것이 좋다. 과일의 효소가 소화를 직간접적으로 돕기 때문이다. 예를 들어 고기에 파인애플이나 키위를 넣으면 부드럽게 변한다는 사실을 알고 있을 것이다. 단백질을 분해하는 브로멜라인bromelain이라는 효소가 파인애플에 있기 때문이다.

생과일에는 자체 효소가 있어서 식전에 먹으면 다음에 위 속으로 들어오는 음식의 소화를 도울 수 있다. 과일의 소화에는 체내 소화 효소를 소모하지 않기에 에너지와 체내 효소를 절약할 수 있다. 소화 시간도 30분 이내로 짧다. 채소는 소화가 어려운 식이섬유가 많아서 소화 시간이 3시간 정도로 과일보다 긴 편이다.

과일도 마구 섞어서 먹기보다는 성질에 따라 따로 먹는 것이 좋다. 될 수 있으면 단맛과 신맛 등 맛의 성질에 따라 묶고, 소화 속도가 비슷한 것끼리 같이 먹는 게 좋다. 예를 들어 오렌지와 귤은 같은 성질이니까 함께 먹어도 좋지만, 아보카도는 기름 성분이 많으므로 다른 과일과 섞어 먹으면 소화가 더뎌진다. 더 상세한 조합에 대해서는 3장에서 다룬다.

쇠고기보다 감자 단백질이 낫다

어떤 음식을 주로 먹느냐에 따라 소화하는 속도뿐만 아니라 소화 기관의 구조도 다르게 진화했다. 육식동물은 초식동물보다 소화 기관이 짧다. 사자는 3.5미터 정도로 자기 몸길이의 1.5~3배 되는 장을, 말은 20미터, 기린은 85미터 정도로 자기 몸의 열 배가 넘는 기다란 장을 지니고 있다. 초식동물의 장이 긴 이유는 주식인 채소의 식이섬유를 소화하는 데 시간이 오래 걸리기 때문이다.

사람의 장 역시 9미터 정도로 자기 몸의 대여섯 배가 넘는다. 이는 인류가 오래전부터 채식 위주의 식사를 해왔으며, 고기를 소화하기에 적합한 장을 가지고 있지 않다는 증거다. 사람은 보통 과일을 먹었을 때는 30분, 채소와 밥은 3시간, 고기는 100g당 4시간 정도가 걸리니 1인분 200g을 먹으면 최소 8시간 이상의 시간이 소화에 필요하다.

육류를 섭취한 뒤 찾아오는 든든한 느낌은 소화가 더디다는 증거다. 그래서 사람이 먹는 단백질의 양은 체중 1kg당 0.9g으로 제한하는 게 좋다. 체조직을 구성해야 하는 갓난아이가 먹는 모유에도 단백질 구성은 1%뿐이라는 점을 기억하자. 500ml의 모유를 마시면 5g의 단백질을 섭취하는 정도다.

사람에게 적합한 음식은 콩, 쌀, 감자, 버섯, 녹황색 채소와 과일의 식물성 단백질이다. 동물성 단백질에는 지방과 콜레스테롤양이 더 많고, 식물성 단백질이 동물성 단백질보다 소화가 잘되기 때문이다. 게다가 고기를 단백질 덩어리로 알고 있는

식물성 식품과 동물성 식품의 단백질 함유량 비교

식물성 식품	대두	호박씨	땅콩	아몬드	두부
단백질	34	29	26	23	8

동물성 식품	닭가슴살	소 등심	연어	오리고기	달걀
단백질	35	21	20	18	11

• 수치는 식품 100g당 단백질 함유량(g)이며, 자료 출처는 식품의약품안전처다.

사람들도 있는데, 이는 잘못된 영양학적 기준과 마케팅의 결과
다. 사실 쇠고기는 절반 이상이 지방이고 단백질은 얼마 되지 않
는다.

단순한 식사가 더 강력하다

의학박사 쓰지노 마사유키가 쓴 책에는 재미있는 이야기가 나
온다. 메이지 시기(1868~1912)에 에르빈 폰 벨츠라는 독일인 의
사가 도쿄의학교(현 도쿄대학교 의학부)에서 의학과 영양학을 가르
치기 위해 왔다. 그는 첫 번째 방문 때 도쿄에서 닛코까지 말 여
섯 마리를 갈아타고 14시간이 걸려서 도착했다. 그런데 두 번
째 방문 때는 단 한 명의 인력거꾼이 끄는 수레를 타고 14시간
30분 만에 도착했다. 말 여섯 마리 몫을 거뜬히 해내는 남자의
지구력에 벨츠는 놀라지 않을 수 없었다.

그런데 그 남자가 먹는 밥을 보고 벨츠는 다시 한번 놀랐다. 현미와 보리로 만든 주먹밥에 장아찌가 전부였기 때문이다. 벨츠는 안타까운 마음에 인력거꾼에게 고기를 대접했는데, 남자는 3회 정도 먹더니 오히려 더 피곤하다며 호의를 거부했다.

주먹밥과 장아찌만 먹고도 엄청난 힘을 발휘할 수 있었던 건 그만큼 섭취한 음식에서 최고의 효율을 끌어냈기 때문이다. 그 일본인은 지금으로 따지면 1등급 에너지 효율을 자랑하는 식사를 해왔던 것이다. 현대인이 "역시 고기를 먹어야 힘이 나지"라고 느끼는 이유는 단백질 소화 시 발생하는 열이 탄수화물보다 많기 때문이다. 육류 위주의 식사는 독소도 더 많이 발생한다. 소화와 흡수가 잘되고 에너지도 많이 생성되는 건 고기보다는 밥이다.

듀크대학교 의대에는 70년 동안 꾸준히 운영되는 '라이스클리닉'이 있다. 라이스클리닉은 과다한 육류 섭취로 각종 질환에 시달리는 미국인에게 생과일과 채소, 정제하지 않은 통곡물의 이로움을 알리고 있다. 이 밖에도 미국 농무부는 채식 의사인 존 맥두걸에게 '단순 곡물 식사 지침' 작성을 요청한 바 있다.

건강한 식사는 살이 찌지 않고 가뿐한 몸을 만들어준다. 고기를 먹어야 건강하게 느껴지는 건 단지 오랜 시간 우리 몸이 높은 열량을 섭취하는 데 중독되었기 때문이다. 오랫동안 유지해온 식사법을 갑자기 바꾸기란 쉽지 않다. 조급해할 필요는 없다.

천천히 그러나 꾸준히 자연식의 양을 늘려가다 보면 어느 순간 몸이 먼저 건강한 음식에 손을 내밀게 될 것이다.

POINT

복잡한 식사보다는 소화 속도가 맞는 단순한 밥상이 좋다.

양배추 속 비타민 U로
위를 보호하라

35세 주부 최영아 씨는 스트레스성 위염을 앓고 있다. 시부모님의 호출이라도 있는 날엔 이상하게도 속쓰림이 더 심해진다. 영아 씨는 위장약을 늘 가지고 다니지만, 약을 먹는 그 순간만 괜찮아질 뿐 근본적으로 나아질 기미는 보이지 않는다. 이제는 그러려니 하며 지내고 있다. 그러다 친구의 조언으로 양배추와 과일, 해초류를 많이 먹기 시작했는데, 2주가 지나자 증상이 완화되는 걸 느낄 수 있었다. 엊그제는 그동안 속이 쓰려 잘 먹지 못했던 매운 주꾸미볶음도 먹었다. 영아 씨는 이제 좀 사는 것 같다.

우리 몸은 지금도 새로 태어나고 있다

"새 술은 새 부대에"라는 말처럼 좋은 물건이 있어도 담는 주머니에 문제가 있다면 아무런 의미가 없다. 비싼 보약이나 유기농 음식을 아무리 먹어도 소화 기관이 건강하지 못하면 말짱 도루묵이다.

음식의 영양소 흡수는 위장의 점막 상태에 달려 있다. 안타깝게도 한국인은 위암 사망률이 세계에서 가장 높을 정도로 위가 약하고, 만성 소화불량을 겪는 사람이 많다. 서양에서는 200kg이 넘는 초고도 비만 환자도 흔한 사례지만, 한국인은 위의 흡수력이 약해 그렇게 되기도 힘들다. 그만큼 우리는 다른 건 몰라도 위 건강만큼은 제때 챙겨야 한다.

미 알버트아인슈타인의대의 교수로 30만 건 이상의 위장 내시경을 진행한 신야 히로미 박사는 위의 형상만 봐도 그 사람의 식습관을 알 수 있다고 한다. 건강한 사람의 점막은 선홍색의 부드러운 느낌이지만, 우유와 유제품을 많이 먹은 사람의 위는 울퉁불퉁하고 딱딱하며, 녹차를 많이 마신 사람의 위도 차의 타닌 성분이 위 점막을 상하게 해서 울퉁불퉁하다.

이처럼 대수롭지 않게 먹은 음식물로 인해 우리 위는 고통받고 있다. 하지만 좌절하기엔 이르다. 우리 몸은 세포 분열을 통해 꾸준히 재생되고 있기 때문이다.

비타민 A로 건강하게 분열하라

피부에 작은 상처가 나도 우리는 크게 걱정하지 않는다. 별다른 조치를 하지 않아도 지혈이 되고, 딱지가 앉았다가 새살이 돋아나기 때문이다. 이처럼 우리 몸은 꾸준히 세포 분열이 일어나 새로운 몸으로 만들어진다.

엄마 배 속의 태아는 가장 빠르게 세포가 분열하는 생명체다. 정자와 난자가 만나 수정되면 고작 280일 만에 사람의 형태로 자라 세상에 나온다.

그 정도까지는 아니지만 어른들도 날마다 세포 분열의 기적을 누리고 있다. 잊을 만하면 손톱과 발톱을 깎을 시기가 돌아오고, 머리카락도 한두 달에 한 번은 잘라야 한다. 위와 장, 즉 소화기의 상피는 5일마다 새 세포로 거듭나고, 적혈구는 120일 주기로 생성된다. 내부 장기는 6개월에서 2년 정도에 걸쳐 바뀌며, 뼈까지 바뀌는 데에는 학자에 따라 의견이 나뉘긴 하지만 2년에서 7년 정도 걸린다고 한다.

몸 안에서 세포 분열이 가장 왕성한 곳은 소화기와 두피다. 그런데 빠르게 재생하는 만큼 건강할 것이라는 우리의 예상과 달리 암 발병률이 가장 높은 장기가 바로 소화기다. 급하게 서둘러 만드는 제품의 불량률이 높은 것처럼 세포도 빠르게 분열하는 곳에서 더 많은 문제가 발생하는 것이다. 항암 치료를 받을 때 머리카락이 빠지는 이유도, 항암제가 암세포와 두피 세포를 가리지 않고 빠르게 분열하는 모든 세포를 타깃으로 공격하기 때문이다.

암세포는 새로운 세포가 잘못 만들어지면서 생긴다. 세포 분열이 안전하게 일어나려면 건강한 환경을 만들어 주어야 하는데, 이때 가장 중요한 영양소가 베타-카로틴이다. 베타-카로틴은 비타민 A의 전구체로 세포 성장과 발달에 관여할 뿐만 아니라, 암세포의 성장을 멈추게 하는 항암 기능도 수행한다. 비타민 A는 과일과 채소에 두루 들어 있으며 양배추와 토마토, 양상추, 셀러리, 아스파라거스, 살구, 바나나, 망고, 김 등에 특히 많다. 암이 두려운 사람은 오늘부터라도 이 음식들을 챙겨 먹길 바란다.

위궤양 치료에는 양배추가 보약

위장 세포 분열에 가장 좋은 음식은 비타민 U를 함유한 양배추다. 비타민 U에서 U는 궤양을 뜻하는 ulcer의 약자로, 1949년 스탠퍼드대학교 의대 가닛 체니 박사에 의해 항소화성궤양인자antipeptic factor가 양배추에 들어 있음이 발견되었다. 훗날 비타민 U의 성분은 메틸메티오닌술폰늄methyl methionine sulfonium으로 밝혀졌는데, 가넷 체니 박사는 비타민 U를 65명의 위궤양 환자에게 매일 투여한 결과, 3주 만에 63명이 완치되는 경이적인 치료 효과를 끌어냈다.

양배추에 들어 있는 비타민 C, 비타민 K, 베타-카로틴과 엽산은 소화기 점막을 건강하게 만들어준다. 위염이나 위궤양이 있는 사람은 3주 정도 매일 양배추를 먹으면 효과를 볼 수 있다. 이뿐만이 아니다. 양배추는 헬리코박터 파일로리균 치료와 지방 세포 분화를 억제하는 데에도 도움이 된다. 채식 의사 존 맥두걸도 식사 전에 양배추를 매일 섭취하면 건강에 매우 유익하다고 했다. 너무 마른 사람의 경우에는 위장 점막이 건강해지면서 보기 좋게 살이 붙기도 한다.

과일과 채소의 모든 성분은 사람이 체조직을 다시 구성하는 데 도움을 준다. 세포 재생 능력이 바로 내 몸속 주치의다. 하랑한의원의 박용환 원장 역시 "내가 곧 명의"라고 이야기한다. 그는 병을 잘 고치는 의사는 하의에 속하고, 병이 심해지지 않도록 하는 의사는 중의, 질병이 생기기도 전에 얼굴만 보고 치료하는 의사는 상의라고 했다. 건강한 습관으로 병을 예방하는 내가 곧 상의라는 얘기다.

어떤 음식을 먹느냐에 따라 내 몸이 만들어내는 세포의 건강 상태도 다르다. 인스턴트식품이나 합성 첨가물이 들어 있는 음식을 먹으면 그 성분으로 세포가 만들어지고, 자연 그대로의 음식을 먹으면 자연이 깃든 세포가 만들어진다.

평생 질병 없이 몸과 영혼까지 건강하게 살았던 자연주의자 헬렌 니어링은 생과일 35%, 채소 50%(녹색 채소, 황색 채소, 수분이 많은 채소 1/3씩), 단백질 10%, 지방 5%를 섭취했다. 전 세계를 여행하면서도 아침은 언제나 한 가지 과일을 먹는 것을 목표로 했고, 쉽게 구할 수 있는 과일을 섭취했다. 이처럼 우리 주변에서 흔하게 만날 수 있는 과일과 채소가 보약이다.

양배추를 섭취하면 건강한 위 점막 세포가 만들어진다.

탄수화물 중독을 치료하는
과일의 힘

37세 박미연 씨는 임신하면서 당뇨 수치가 300까지 오르고 살도 15kg이나 쪘다. 산후 다이어트가 절실했다. 하지만 지난 경험으로 무조건 굶는 다이어트는 순작용보다 부작용이 더 많았다. 책에서 답을 찾기로 한 미연 씨는 도서관으로 가서 건강한 다이어트에 관한 책을 여러 권 읽었다. 그리고 오전과 저녁에는 과일을 먹고, 점심은 일반식을 하는 건강 다이어트를 실천해 보자고 결론 내렸다. 몇 주 뒤 거울 앞에 선 미연 씨는 12kg이나 빠진 몸을 보며 만족스러운 웃음을 지었다.

저탄수화물 다이어트의 진실

한 끼 해결하기에 가장 쉬운 먹거리가 탄수화물 음식이다. 빵, 케이크, 과자, 라면, 피자, 파스타 등 주변에 흔하고 구하기 쉽기 때문이다. 그런데 이런 종류의 음식은 쉽게 살로 간다. 그래서인지 3대 열량 영양소 중 가장 미움받는 것도 탄수화물이다.

탄수화물과의 전쟁은 꽤 다양한 방식으로 진행되었다. 고지방 저탄수화물 음식을 먹는 키토제닉 다이어트, 탄수화물 섭취를 전적으로 제한하는 앳킨스 다이어트, 염분 섭취를 막고 자몽을 먹는 덴마크 다이어트 등은 모두 탄수화물을 적으로 간주하는 다이어트다.

그런데 탄수화물은 정말 몸에 안 좋을까? 그렇다면 인류는 왜 탄수화물을 주식으로 삼아왔고, 지금도 우리 몸은 탄수화물을 격렬하게 원하는 걸까?

인체는 전체 에너지의 약 60%를 포도당에서 가져온다. 심지어 뇌, 심장, 눈과 생식기 같은 핵심 기관은 주로 포도당을 연료로 쓴다. 1차 에너지원으로서의 포도당은 정말 중요하다. 포도당의 근원인 탄수화물이 공급되지 않으면 생명을 유지할 수 없을 정도다.

그런데 탄수화물이 없는 환경에서도 우리 몸은 생명을 유지하려고 애쓴다. 하루에 약 50g 이하의 탄수화물이 공급되는 특수 상황에 우리 몸이 놓이면, 지방을 대사해서 케톤keton이라는 물질을 생성해 에너지원으로 사용한다. 한마디로 우리 몸은 하이브리드 자동차처럼 포도당 엔진과 케톤 엔진 두 종류를 사용하는데, 이러한 몸의 원리를 활용해 체지방을 줄이는 방식이 키토제닉 다이어트다.

또한 포도당 대사로 문제가 생길 수 있는 특정 뇌 질환 환자에게도 활용한다. 그런데 지방은 고기와 함께 섭취하는 경우가 많다. 고기를 많이 먹으면서 지방을 태우는 방식의 키토제닉을 장기간 실행하면 문제가 생긴다. 그러니 키토제닉 다이어트도 식물성 식단으로 구성하는 것이 안전하다.

앳킨스 다이어트로 촉발된 단백질 다이어트가 조금씩 변형되어 유행하고 있는데, 그 폐해가 명확하다는 사실도 알아두자. 앳킨스 다이어트를 만든 로버트 앳킨스는 실제로 그렇게 날씬하지 않았고, 심지어 심혈관 질환으로 사망했다는 소문도 있다. 무엇이든 억지스러운 방식은 좋지 않다.

탄수화물이 우리의 적?

결론적으로 탄수화물은 우리의 적이 아니다. 탄수화물에는 자연 그대로의 복합 탄수화물과 정제 탄수화물, 이렇게 두 종류가 있다. 현미, 통밀 등 껍질을 깎지 않은 곡물이 복합 탄수화물에 속하고, 백미와 정제한 밀가루로 만든 부드러운 곡물이 정제 탄수화물에 속한다. 문제가 되는 건 정제 탄수화물이다. 복합 탄수화물은 웬만큼 먹어서는 살이 찌지 않는다. 그 이유는 혈당의 원리에 있다.

정제 탄수화물을 먹으면 혈당이 빠르게 상승한다. 빵이나 케이크, 면 종류의 음식은 껍질이 없어서 섭취하는 즉시 핏속으로 흡수된다. 흔히 말하는 고혈당 상태다. 고혈당 상태는 위험하기에 우리 몸은 인슐린을 빠르게 많이 분비한다. 인슐린은 당을 세포까지 옮겨주는 일종의 버스인데, 혈당이 높아지면 평소보다 과속을 한다.

그렇다면 과속만 문제일까? 아니다. 또 다른 문제는 인슐린의 도착지가 지방이나 간이라는 사실이다. 지방과 간은 당을 글리코겐 형태로 저장한다. 당을 빠르게 옮기고 나면 몸은 다시 저혈당 상태가 된다. 저혈당은 어지러움이라는 신호를 보내 다시금 당을 섭취하게 한다. 이게 바로 당이 당을 부르는 혈당의 원리다.

이 패턴이 계속되면 간에 쌓인 지방 때문에 지방간이 된다. 혈액에는 지방이 넘쳐서 고지혈증이 되고, 심장은 지방이 쌓인 혈액을 더 강한 힘으로 밀어내야 해서 고혈압이 된다. 지방은 계속 온몸의 지방 조직에 쌓여 비만이 되고, 인슐린 민감도가 떨어져서 당이 정작 필요한 곳으로 가지 못한다. 그리고 언젠가 췌장

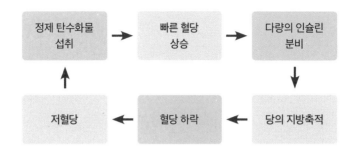

에 과부하가 걸려 인슐린 생산을 못 하게 되면, 당이 오줌으로 빠져나가는 당뇨병이 된다.

20대 초반의 내가 그랬다. 입이 심심할 때마다 과자와 커피를 마셨더니 몸무게가 금방 늘었다. 부드럽고 맛있는 토스트를 먹을 때면 하나로는 성에 차지 않아 두세 개를 먹었다. 그러다 안 되겠다 싶으면 무조건 굶으면서 운동을 해서 다시 예전 체중으로 돌려놓았다. 몇 번을 반복하니 몸이 아프기 시작했고, 직장에 다니면서 일이 바빠지자 그마저도 놓아버리게 됐다.

다이어트는 복합 탄수화물로

탄수화물 중독의 악순환을 해결하기 위한 열쇠는 멀리 있지 않았다. 바로 복합 탄수화물 음식이다. 현미와 통밀은 빠르고 효과적으로 내 몸의 균형을 맞춰주었다. 사람들은 보통 현미의 쌀겨와 쌀눈을 제거한 백미를 먹는다. 그런데 대수롭지 않게 벗겨버린 쌀겨와 쌀눈의 영양학적 가치는 그렇게 가볍지 않다. 쌀겨에는 현미가 가진 영양분의 29%, 쌀눈에는 무려 66%가 함유되어 있다. 백미에는 5% 정도밖에 남지 않는다. 씹는 느낌이 부드러워서 좋다는 욕심으로 95%의 영양소를 벗겨버린 백미를 먹는 게 우리의 현실이다. 비만과 당뇨병은 자연의 선물을 쉽게 버려 발생한 재앙이다.

탄수화물 섭취를 제한하는 것도 바람직하지 않다. 대신 음식을 고를 때 식품별 혈당지수를 확인해 보는 것을 권한다. 당지수는 혈당을 상승시키는 속도를 포도당을 100으로 삼아 산출한 수치다. 55 미만의 혈당지수인 음식은 혈당 상승이 빠르지 않아 언제 먹어도 무방하다. 현미나 통밀, 채소, 과일, 순수 단백질 음식이 혈당지수 55 미만이다. 반대로 빵, 라면, 백미 등은 모두 70이 넘으므로 빠른 혈당 상승과 지방 축적을 유도한다.

우리나라 사람은 보통 과일을 후식으로 먹는다. 그런데 이는 적절한 식사법이 아니다. 식사 중 섭취한 섬유질 음식과 과일의 당이 만나 이상 발효가 일어나기 때문이다. 식사 후 과일을 먹고 배에 가스가 차서 복부 팽만감을 호소하는 사람들이 있다. 술을 먹지 않았는데도 간 수치가 높게 나오는 때도 있다. 모두

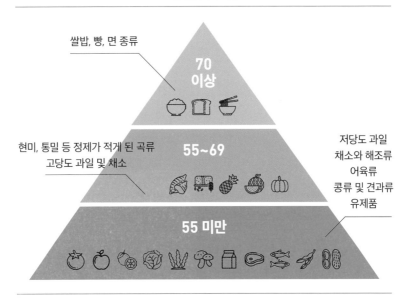

쌀밥, 빵, 면 종류

70
이상

현미, 통밀 등 정제가 적게 된 곡류
고당도 과일 및 채소

55~69

저당도 과일
채소와 해조류
어육류
콩류 및 견과류
유제품

55 미만

• 기준: 포도당 100

이상 발효 시 생성된 대사산물이 알코올로 인지되어 발생한 결과다. 이렇게 간세포를 파괴하는 식후 과일은 한마디로 독이다.

식전 과일 하나가 자연스럽게 입맛을 바꿔준다

과일은 식사 전과 공복에 먹는 게 적합하다. 음식 배합의 권위자인 허버트 셸턴 박사도 공복에 먹는 과일이 식후에 먹는 것보다 훨씬 이롭다고 했다. 식사 전에 싱싱하고 달콤한 과일을 하나 먹으면 얻게 되는 효과가 아주 많다. 과일의 달콤함과 청결함이 입

안에 남아 탄수화물에 대한 욕구를 줄이고, 포만감이 들면서 식사량도 절반으로 준다. 기존에 먹던 양념 많은 음식이 짜게 느껴지고, 조미료에 대한 민감성도 살아난다. 살아 있는 음식과 죽은 음식을 구분할 수 있게 되는 것이다. 게다가 과일은 30분 안에 다 소화되는 단순 음식이다. 단순 음식은 우리 몸을 날씬하고 가볍게 만들어준다.

당뇨 예방에도 과일은 필수다. 비만이나 당뇨병 환자들은 과일이 당 수치를 올린다고 해서 꺼리는 경향이 있는데, 한번 잘 생각해 보자. 빵이나 과자, 백미 심지어 현미보다도 과일의 당 지수는 낮다. 자연에서 온 과당의 당 지수는 대부분 50 이하다. 정말 달콤한 포도도 쌀밥보다 낮은 50이다.

과일의 자연당과 가공식품의 설탕을 구분하는 지혜가 필요하다. 과일은 달아도 섬유질과 여러 비타민, 미네랄의 영양소가 함께 있는 완전한 음식이다. 이 사실을 모르는 당뇨 환자들은 흰쌀밥이나 빵, 과자는 먹으면서도 과일은 두려워한다. 내 몸을 위해 무엇을 먹어야 하는지 조금만 생각하면 답이 나올 것이다.

세끼 과일 식사만으로 25kg 이상 체중을 감량하고 건강한 몸을 만든 예는 아주 많다. 한 끼에 바나나 열 개, 복숭아 여덟 개, 수박 한 통을 먹으면서 20kg 이상을 감량하고, 신체 나이가 열 살이나 어려지는 경우도 봤다. 과일을 양껏 먹어도 체중이 주는 이유는 지방을 분해하고 신진대사를 관장하는 내부 장기들이 건강해졌기 때문이다. 두통, 고혈압, 탄수화물 중독, 설탕 중독, 부기, 변비, 역류성 식도염, 만성 피로, 탈모가 좋아지는 사례도 많다.

과일을 사흘만 먹으면 변의 상태가 달라지고 피부가 좋아져서 화장도 잘 받는다. 한 달을 먹으면 당 수치가 50 정도 떨어지고, 3개월 이상 실천하면 당 수치가 눈에 띄게 개선된다. 당이 조절되면 고혈압이 사라져서 혈압약도 끊게 된다.

기능 의학에서는 당뇨병 치료에 필요한 영양소들을 보충한다며 영양제를 추천하기도 한다. 바쁜데 어떻게 시간을 들여서 과일과 채소를 챙겨 먹느냐는 것이다. 그러나 사람은 중요성을 알면 실천한다. 알약 형태의 영양제를 먹는 것보다 아침에 과일을 먹는 게 더 자연스럽지 않은가?

자연은 과학을 초월한다. 아인슈타인도 과학은 자연의 지극히 일부분만 발견했을 뿐이라고 했다. 과학으로 아무리 영양을 정교하게 가공해도 햇빛과 비와 흙, 공기가 만들어낸 과일, 채소에 비할 바는 못 된다. 과학이 아무리 발달해도 풀 한 포기, 꽃잎 하나 만들어내지 못하는 것처럼 말이다.

POINT

식전 과일 하나가 탄수화물 중독에서 벗어나는 첫걸음이다.

과일 영양소의 결핍이
질병의 원인이다

41세 전지원 씨는 조금만 피곤하면 구내염과 감기에 걸린다. 사람들이 비타민 C가 좋다고 해서 기능성 음료나 영양제를 종종 먹었지만 효과가 있다고 느낀 적은 없다. 그런데 식전 과일 하나가 영양제보다 낫다는 글을 인터넷에서 보고 과일을 먹기 시작했다. 증상이 조금씩 호전되더니 일주일 만에 구내염이 씻은 듯이 나았다. 틈만 나면 찾아오던 감기도 벌써 몇 달 동안 소식이 없다. 지원 씨는 요즘 자신이 건강하게 살아 있음을 느낀다.

실험실 세포보다 못한 우리 몸

실험실에서 배양하는 세포는 바로 흡수할 수 있는 형태의 밥을 먹는다. 세포가 자라는 배양액은 포도당과 아미노산, 비타민, 칼슘, 마그네슘 등 각종 영양소로 구성되어 있다. 송아지의 혈청에서 뽑아낸 성장 인자도 들어 있다. 사람으로 치면 홍삼이나 보약 같은 영양 성분이다. 이렇게 균형이 골고루 갖추어진 고급 영양식을 먹으며 세포는 건강하게 분열한다. 세계보건기구에서 정한 6대 영양소를 세분화하면 약 50종에 달하는데, 이는 세포가 먹는 영양소와 같다.

우리 몸은 약 100억 개의 세포로 이루어졌다. 그런데 우리 몸은 실험실 세포 수준의 균형 잡힌 영양을 공급받고 있을까? 밥과 빵, 각종 인스턴트식품을 입으로 밀어 넣는 우리 몸에 과연 충분한 영양소가 있을까?

결론적으로 말해 과일을 섭취하지 않으면 세포가 활동할 수 있는 영양소를 공급하기 어렵다. 과일은 먹으면 '조금' 도움이 되는 그런 음식이 아니다. 과일 부족은 몸을 서서히 병들게 한다.

괴혈병과 빈혈을 치료하는 감귤류 과일

과일의 직접적인 치료 효과가 주목받기 시작한 건 1747년 영국 탐험대 사건 이후다. 16세기에서 18세기에 영국 해군은 200만 명 정도가 괴혈병으로 사망했다. 괴혈병에 걸린 사람은 만성 피로를 호소하고, 잇몸에서 피가 나며 치아가 빠지며, 상처도 잘 아물지 않는다. 급기야 열이 나고 황달이 생기며, 결국에는 사망에 이른다.

당시 선원들의 주식은 비스킷과 말린 쇠고기였다. 장기간 바다에 머물기 때문에 보존성 위주의 음식을 택했고, 신선한 과일과 채소는 거의 공급받지 못했다. 괴혈병의 원인을 밝히기 위해 의사 제임스 린드는 감귤류를 배에 실어서 먹은 그룹과 먹지 않는 그룹으로 나눠서 실험을 했다. 실험 결과 감귤류 과일을 먹은 그룹에서는 아무도 괴혈병에 걸리지 않았다.

과학자들은 괴혈병을 해결한 감귤류의 특정 성분을 비타민 C라 불렀고, 이후 화학 구조를 밝혀서 만들어낸 합성 비타민 C는 세계인에게 사랑받는 영양제가 되었다. 참고로 비타민의 어원 'vital amine'은 생명을 지키는 데 꼭 있어야 하는 '아민 계열의 영양소'라는 뜻이다.

이 밖에도 비타민 C는 세포와 세포 사이에서 신호를 전달하고 혈관을 튼튼하게 만드는 콜라겐 합성 기능도 담당한다. 피로

해소와 항산화 작용에도 효과가 좋으며, 피부 미백 기능이 있어서 고농도의 비타민 C가 함유된 화장품은 고가에 팔리기도 한다.

철분을 흡수하는 데에도 비타민 C는 중요한 역할을 한다. 보통 빈혈을 치료하기 위해 철분제를 챙겨 먹는 사람이 많은데, 철분제는 장기 복용 시 간에 무리가 가고 변비를 유발한다. 게다가 철분은 결핍되기 쉬운 영양소가 아니다. 흡수에 어려움이 있을 뿐이다. 비타민 C는 바로 이 어려움을 해결해 준다. 만성 빈혈에 시달리던 사람이 비타민 C가 듬뿍 함유된 과일을 먹고 어지럼증에서 해방되는 모습을 주변에서 종종 볼 수 있다. 이처럼 과일은 직접적으로 사람을 살리는 약이 되기도 한다.

연구소에서 일하며 배운 진실한 가르침

우리 몸은 필수 기본 영양을 공급받아야 정상적으로 유지된다. 뛰어난 항체 치료제로 환자의 암세포를 잡는다고 해도 몸 전체의 환경이 바뀌지 않으면 암은 재발한다. 암세포 자체를 파고드는 연구보다 몸의 환경에 관한 연구가 필요한 까닭이다. 그리고 이는 내가 7년 동안의 연구소 생활을 마무리하면서 깨달은 내용이다. 타깃 암세포 치료제 개발은 소 잃고 외양간 고치는 격이라는 걸 꽤 오랜 시간이 지난 후에야 깨닫게 되었다.

건강의 고리는 서로 연결되어 있다. 뱃살이 찌면 몸이 피곤해지고, 만성 피로는 대사 증후군으로 이어진다. 그리고 그 원인은 영양 불균형에 있다. 내부 환경을 개선하고 영양의 균형을 잡는다면 증상은 너무나 쉽게 개선된다. 답은 영양제나 특별한 의학적 기술에 있지 않다. 영국 의사가 감귤류 과일로 괴혈병을 치료한 것처럼, 부족했던 과일과 채소를 섭취하는 것만으로도 우리 몸은 충분히 많은 질병을 예방할 수 있다.

식전 과일을 먹으면 혈당이 조절되고 콜레스테롤과 혈압, 내장 비만이 동시에 개선된다. 초등학생 어린이의 선천성 갑상샘 기능 저하증이 과일을 먹고 내부 환경을 지켜냄으로써 개선된 사례도 있다. 눈의 망막이 변성되어 시력을 잃어버리는 황반변성과 동맥경화증, 심지어 암조차도 과일과 채소 섭취가 해결책이다.

미국인의 질병 원인을 분석한 '맥거번 리포트McGovern Report'에는 영양에 대해 이렇게 적혀 있다.

"영양을 무시한 의학이란 생각할수록 기묘한 학문이다. 만일 오늘의 의사가 내일의 영양학자로 변하지 않는다면, 오늘의 영양학자가 내일의 의사로 변해 있을 것이다."

의사는 질환 중심의 교육을 받고 교과서대로 환자를 대한다. 초기에는 주사와 약물로, 이후에는 수술로 증상을 치료한다. 당연히 완치는 어렵다. 처음부터 병에 걸리지 않는 방법이 아닌,

병에 걸렸을 때 치료하는 법만 연구했을 뿐이니까. 제약 업계와 의료계는 우리가 병에 걸리기만을 기다리고 있는 것처럼 보이기도 한다. 잘못된 의학 정보와 시스템으로부터 가족을 지켜낼 의무는 결국 우리에게 있다.

POINT

때로는 과일 영양소 섭취가 우리 몸의 병을 직접적으로 고치기도 한다.

단백질은
부족하기가 더 어렵다

피아노 전공자인 38세 김탁 씨는 연주회를 앞두고 스트레스를 많이 받아 몸무게가 늘었다. 연주회가 끝난 뒤 김탁 씨는 살을 빼기 위해 헬스장에 등록하고 닭가슴살도 잔뜩 사두었다. 기초대사량을 높이고 단백질 섭취를 늘리면 보기 좋은 몸을 만들 수 있다는 글을 인터넷에서 보았기 때문이다. 그런데 이상하게도 살은 빠지지 않고, 몸은 오히려 더 무겁고 피곤해졌다. 한참 고민하던 김탁 씨는 먹는 것보다 대사가 더 중요하다는 강의를 듣고 닭가슴살 대신 과일 6개를 아침과 저녁에 나누어 먹기 시작했다. 그리고 한 달 뒤, 김탁 씨는 늘어난 근육량을 보며 미소를 지었다.

고기는 정말 필수 영양 음식일까?

현대 영양학은 동물성 단백질을 필수 영양소로 인식하게 했다. 최근 유행하는 고지방 저탄수화물 다이어트도 사실 고기의 비율이 높은 동물성 단백질 다이어트다. 헬스 트레이너도 근육을 만들기 위해 고기를 매일 많이 먹으라고 권한다. 그런데 정말 고기를 많이 먹으면 근육이 생기는 걸까?

온몸이 근육인 소는 온종일 풀만 뜯는다. 이렇게 풀만 먹고도 근육을 만들어내는 걸 보면 고기를 먹어야만 근육이 만들어지는 건 아닌 것 같다. 소가 가진 근육의 비밀은 내장 기관에 있다. 소는 위가 4개나 되고, 풀을 소화·대사시킬 수 있는 능력이 매우 뛰어나다. 결국 체조직을 만들어내는 것은 소화와 대사의 결과다. 단백질을 많이 먹는다고 근육이 만들어지는 것은 아니라는 얘기다. 오히려 지나친 단백질 섭취는 몸을 상하게 한다.

흰쥐에게 30~40%의 단백질이 함유된 사료를 주는 실험을 진행한 결과, 평소보다 물을 더 많이 마시고 신장이 비대해지는 결과가 나왔다. 단백질이 소화되면 질소와 요산, 암모니아 같은 간과 신장에 부하를 주는 대사산물이 늘어난다. 이런 독성 물질을 배출하기 위해 몸은 많은 효소를 사용할 수밖에 없다.

또한 단백질 과다 섭취는 체액을 산성으로 만드는데, 우리 몸은 이를 중화하기 위해 뼈를 분해해서 칼슘을 만들어낸다. 과잉 섭취된 단백질은 글리코겐으로 전환되어 지방으로 저장되기도 한다. 겉으로 보기에 매우 건강해 보이는 헬스 트레이너 중에 단백질 보충제를 과하게 먹으면서 몸을 만든 경우에는 건강 상태가 딱히 좋지는 않다. 과일과 채소 섭취 부족으로 독소 배출이 안 되어서 오히려 얼굴빛이 까만 경우도 많다.

동물성 단백질 과잉 섭취가 문제시되는 이유는 '완전 소화'가 어렵기 때문이다. 본래 사람의 소화 효소로는 완전 소화가 되지 않는 아미노산이 있다. 소화되지 않으면 몸 안에서 부패하고 독소를 배출한다고 앞에서 강조했다. 그래서 고기를 많이 먹은 뒤에는 속이 더부룩하고, 악취가 나는 방귀와 변이 나온다. 고기 성분을 소화 기관이 다 소화하지 못했다는 증거다.

입으로 들어간 음식이 완전히 소화되면 변의 모양과 비중이 달라진다. 악취도 없고 바나나 모양의 물에 뜨는 가벼운 변이 나온다. 반대로 영양분이 남아 있으면 비중이 무거워 물 아래로 가라앉는다.

그렇다면 고기를 먹지 않아도 우리 몸은 근육을 잘 만들 수 있을까? 결과적으로 고기를 먹지 않고 과일만 먹었을 때 오히려 근육량이 증가했다.

소화가 잘되는 식물성 단백질

단백질은 체조직을 구성하는데 들어가는 매우 중요한 성분이다. 각종 효소와 호르몬, 항체와 세포의 원료가 된다. 단백질이 체조직의 구성 요소로 전환되기 위해서는 아미노산으로 분해되는 과정이 필요하다. 고기의 양 자체보다 아미노산이 얼마나 잘 활용되는가가 더 중요하다.

우리 몸은 스스로 아미노산을 만들어내지만, 그렇지 못한 아미노산도 있다. 이 중 음식을 통해 공급받아야 하는 아미노산을 필수 아미노산이라고 한다. 발린valine, 트립토판tryptophan, 류신leucine, 리신lysine, 트레오닌threonine, 이소류신isoleucine, 메티오닌methionine, 페닐알라닌phenylalanine 이렇게 총 여덟 가지다.

그런데 재미있게도 이 필수 여덟 아미노산은 모두 식물에서 얻을 수 있다. 식물성 단백질이라고 하면 대부분 콩을 떠올린다. 콩은 '밭의 쇠고기'라는 별명이 있을 정도로 양질의 아미노산을 만들어낸다. 이뿐만이 아니다. 바다에서 나는 김의 36%도 단백질이다. 현미와 귀리, 감자, 가지, 아스파라거스, 버섯, 생과일과 채소에도 필수 아미노산은 차고 넘칠 만큼 충분히 있다. 오히려 동물성 단백질이 가지고 있는 불필요한 지방과 콜레스테롤이 적어서 건강에 더 좋다.

식물은 태양과 공기와 흙과 물로부터 아미노산을 합성한

다. 사람과 동물은 식물을 먹음으로써 단백질을 만들어낼 수 있다. 식물이 제공하지 못하는 필수 아미노산은 없다. 소뿐만 아니라 원숭이와 코끼리, 하마나 기린도 식물에서 아미노산을 얻는다. 노폐물이 적은 순수한 필수 아미노산은 동물보다 과일과 채소, 통곡식을 통해서 흡수하는 게 현명하다.

동물성과 식물성 단백질은 얼마나 먹어야 할까?

《작은 행성을 위한 다이어트Diet for a small planet》의 저자 프랜시스 무어 라페는 일본 오키나와와 파키스탄 훈자 지역 사람들의 사례를 통해 식물성 단백질 위주의 식사만으로도 단백질 결핍증 걱정 없이 살 수 있음을 확인했다. 그들은 여덟 가지 필수 아미노산을 제철 과일과 흔히 먹는 당근, 옥수수, 양배추, 오이, 완두콩, 감자, 땅콩 같은 채소에서 공급받았다.

실제로 식물성 단백질만 섭취하는 채식주의자들에게서 단백질 결핍증을 찾아보기란 매우 어렵다. 단백질은 과일과 채소에도 많이 함유되어 있기 때문이다. 사람들은 채소에 단백질이 전혀 없다고 생각하는데 아스파라거스는 27%, 말린 완두콩은 21%가 단백질이다. 과일이나 현미에도 단백질이 있으며, 단백질 덩어리로 알려진 쇠고기는 사실 단백질 함유량이 50% 이하다. 채소와 과일, 해조류와 통곡물을 통해서도 충분한 양의 단백질을 섭취할 수 있다는 얘기다.

건강을 위해서라며 동물성 단백질을 강박적으로 먹을 필요는 없다. 과일과 채소와 견과류를 풍부하게 먹으면 필수 아미노산의 공급이 충분히 가능하다. 만약 동물성 단백질을 먹을 경우 체중 1kg당 0.9g 정도면 적당하다. 몸무게가 60kg인 성인의 경우 하루 54~60g 정도를 섭취하면 소화에 무리가 없다. 그리고 육류와 생선, 유제품 등의 동물성 단백질 음식은 전체 식사의 5~10% 이하로만 섭취하는 것이 좋다.

단백질을 적게 먹을 때 장수 유전자가 활성화되고 수명에 도움을 준다. 데이비드 싱클레어 하버드대 의대 유전학 교수는 장수와 질병을 예방하는 방법으로 저아미노산 식사를 추천한다. 고기는 소화에 시간이 오래 걸리는 복합 음식이다. 여러 동물성 단백질을 섞어 먹을 경우 소화는 더욱 힘들어진다. 그러니 고기 뷔페 같은 곳에서 고기를 먹을 땐 이것저것 다양하게 먹기보다는 한 가지 종류를 소량 섭취하는 게 좋다. 그리고 다음 날에는 꼭 생과일 식사로 해독하며 위장에 휴식 시간을 주어야 한다.

POINT

우리 몸에 반드시 있어야 하는 필수 아미노산은
과일과 다양한 채소, 콩과 견과류를 통해서도 충분히 얻을 수 있다.

3장

간肝 건강법:

이렇게 먹으면
간세포도 재생된다

나이 먹으면 살찌는 게
당연한 줄 알았다

두 아이를 키우는 41세 김지영 씨는 결혼 전보다 몸무게가 20kg이 불었다. 여러 차례 다이어트에 도전했지만 의지가 약해 지속하지 못하고 늘 요요가 왔다. 애들도 은근히 날씬한 엄마를 원하고 있어서 학교라도 갈 일이 있으면 맘이 편치 않았다. 그러던 어느 날, 반상회에서 간이 건강하면 살이 빠진다는 말을 듣고 아침에 과일을 먹기 시작했다. 그러자 일주일 만에 거짓말처럼 피부가 좋아지고 뱃살도 빠졌다. 이제 지영 씨는 날씬한 엄마가 될 수 있다는 희망이 생겼다.

살을 빼기 전에 해독이 먼저다

성장기를 지나 20대 후반에 접어들면 사람들은 확실히 신진대사가 예전과 다름을 느낀다. 똑같은 걸 먹어도 몸이 다르게 반응하기 때문이다. 이전처럼 건강하고 날씬한 몸을 유지할 것이냐, 아니면 살이 찐 상태에서 무한 다이어트에 돌입할 것이냐는 바로 이 시기에 결정된다.

신진대사가 예전 같지 않은데 계속 20대 초반처럼 먹으면 내부 장기는 손상된다. 장기가 손상되면 간에 독소가 축적되고 피로가 풀리지 않으며, 지방 대사의 균형이 깨져서 비만이 찾아올 수 있다. 20대 후반부터 살이 찌거나 예전과 다르게 통증이 생겼다고 호소하는 사람들을 보면 간이 손상된 경우가 대부분이다. 간은 내부 환경을 건강하게 만드는 데 매우 큰 역할을 한다.

암 연구소에서 일하던 7년 동안 수많은 동물의 희생과 반복적인 실험에 지쳐 있던 나는 우연한 기회에 간과 장의 해독을 통해 몸의 건강 상태가 좋아지는 경험을 하고, 해독이라는 신세계로 빠져들었다.

해독 단식을 하는 열흘 동안 간과 장의 기능이 달라지는 게 느껴졌고, 체중도 7kg 줄면서 피부는 맑아지고 탄력도 생겼다. 평소 약했던 위에서 고통이 느껴졌지만, 점차 회복되었다. 마치

솔개가 40년을 살고 새 몸으로 다시 태어난다고 하는 것처럼, 열흘의 해독 단식은 나를 새로 태어나게 했다. 그 뒤로 나는 실험실 과학자와는 어울리지 않는 '자연 의학' '영양 의학'에 몰두하기 시작했다.

그간 나의 주식은 햄버거와 빵, 삼겹살 위주였다. 암 연구자라는 직업이 무색할 정도로 몸과 음식에 대한 지식은 일반인과 다를 바 없었다. 지금 생각해 보면 정말 내 몸에 관심도 없었고, 무책임하게 먹었다는 생각이 든다.

하지만 해독 단식을 경험한 뒤로는 건강에 대한 개념이 달라졌다. 우리 몸을 건강하게 만들어주는 건 알약이 아니라 해독과 영양이었고, 병은 걸린 뒤에 치료하는 게 아니라 처음부터 예방하는 것이었다. 몸의 노폐물을 잘 빼내고 균형 잡힌 영양을 공급해 제대로 흡수시키는 것! 독일의 막스 거슨이나 일본의 니시西 건강법, 레이건 대통령의 주치의였던 신야 히로미의 주장이 내 생각과 일맥상통했다.

그중에서도 가장 중요한 게 바로 해독이다. 간은 영양소를 합성하고 쓸모없는 물질을 해독하는 일을 담당한다. 간이 건강하면 음식의 소화와 대사가 원활하니 살이 찌거나 피곤할 일이 없다. 간이 건강한 사람은 가끔 빵이나 야식을 먹는다고 해서 급격하게 살이 찌지도 않는다.

간은 은행이자 세탁소다

'에너지 공장'이라는 별명처럼 간은 에너지와 관련된 500가지가 넘는 일을 한다. 은행에 돈을 저축하기도 하고 대출도 받듯이, 간은 에너지를 저장하고 사용할 수 있도록 돕는다.

탄수화물이 다량으로 들어오면 글리코겐 형태로 저장했다가 필요시에 당으로 꺼내어 주고, 모든 지용성 비타민 A, D, E, K와 비타민 B 복합체, C도 저장한다. 혈액 성분인 철분과 구리도 간에 저장되며, 심지어 제대로 중화하지 못한 독소까지 간은 담아둔다.

또한 간은 독소를 해독하는 세탁소 역할도 수행한다. 우리는 음식을 먹으며 330종이 넘는 첨가물도 함께 흡수한다. 첨가물은 대부분 석유에서 추출한 화합물이거나 발암 물질로 우리 몸에 전혀 쓸모없고 유해하기만 한 독소다. 간은 바로 이런 독소를 깨끗하게 분해해서 몸 밖으로 배출시킨다.

하지만 첨가물을 많이 먹으면 간의 해독력이 점점 떨어져 만성 피로와 지방이 축적될 수 있으니 유의해야 한다. 더욱이 이런 독소는 간뿐만 아니라 다른 장기와 뇌에도 쌓이는 것으로 알려져 있다.

잠을 많이 자도 피곤하고, 점점 얼굴빛이 어두워진다면 우선 간 건강을 챙기자. 간이 건강하면 지방이 분해되어 체지방은 그냥 빠진다. 애써 칼로리를 계산해 가며 다이어트식품을 사는 데 돈 쓰지 말자.

운동보다는 간 건강을 챙기는 것이 다이어트에 더 빠르다

열심히 운동을 해도 살이 빠지지 않는 이유가 있다. 간 건강을 챙기지 않았기 때문이다. 운동해서 성공적으로 살을 뺐다고 하는 사람들의 식단을 보면 반드시 토마토와 채소를 비롯한 살아 있는 음식이 포함되어 있다. 닭가슴살과 함께 샐러드와 과일도 챙겨 먹은 경우가 많다.

체중 감량은 식단이 80% 이상을 좌우한다. 건강하고 날씬하게 아름다워지는 가장 빠른 방법은 식습관 개선이다. 운동선수들도 이 사실을 잘 알기에 운동만큼이나 균형 잡힌 식사를 중요하게 여긴다.

간을 건강하게 만들고 싶다면 우리 주변에서 쉽게 구할 수 있는 과일과 채소, 견과류, 버섯류, 씨앗류를 많이 먹는 것이 좋다. 풍부한 항산화 성분이 간을 튼튼하게 만들어줄 것이다. 오전에 먹는 과일은 간의 해독력을 높여주고, 섬유질이 풍부한 채소는 노폐물이 빠르게 몸에서 빠져나가도록 돕는다. 견과류와 씨앗류는 풍부한 아미노산과 함께 세포막에 필요한 불포화지방산을 제공한다.

간이 건강한 사람은 나잇살이 없다.

간 기능이 떨어지면
나타나는 증상

회사원 39세 김영광 씨는 코로나19 기간에 배달 음식을 거의 매일 먹었더니 얼굴에는 여드름이 나고 체중이 10kg 이상 늘면서 뱃살도 생겼다. 최근에는 밥을 먹어도 소화가 잘 안되고 더부룩하기까지 하다. 병원에 갔더니 당뇨전단계로 진단을 받고, 고지혈증에다가 지방간과 쓸개에 작은 혹도 있다고 했다. 약으로는 해결되지 않아 식습관 상담을 받고 저당도 과일과 채소류, 올리브오일과 견과류를 먹으려고 노력했다. 3일이 지나자 속도 편하고 피부도 맑아지는 것을 느꼈고, 몸도 매우 가벼워졌다.

간 기능이 떨어지면 나타나는 증상

동갑인데 더 나이 들어 보이고 파리한 사람들이 있다. 그들은 다른 사람보다 빨리 몸이 아프고 병에 잘 걸린다. 여러 증상이 먼저 나타나는데, 눈이 건조하고 침침하며 음식물을 소화하기 어려워한다. 가슴이 두근거리고 어지럼증과 이명이 생기기도 한다. 부정맥이라는 소리도 듣게 되고, 밤에 깊게 못 자는 날도 많아진다. 가끔 소화제, 항생제, 아스피린이나 소염제가 필요해진다. 이러한 증상의 중심에는 간이라는 장기가 있다.

- 눈이 뻑뻑하고 침침하다.
- 구내염이 생긴다.
- 소화가 안 된다.
- 역류성 식도염이 생긴다.
- 피로가 쌓인다.
- 어깨가 뭉친다.
- 변비가 생긴다.
- 호르몬 불균형이 생긴다.
- 면역력이 떨어진다.
- 먹는 약이 점점 늘어난다.
- 혈액순환이 잘 안된다.

- 림프순환이 잘 안된다.
- 하지정맥류가 생긴다.

간이 약해지면 몸 전체의 기능에 문제가 생긴다고 해도 과언이 아닐 정도다. 간은 공장이자 은행 그리고 세탁소의 역할을 한다.

에너지의 원천, 간

간은 수백 또는 수천 가지가 넘는 일을 한다. 제조업 공장처럼 온몸을 이루고 있는 세포 약 37조 개에 영양소를 공급하기 위해 쉼 없이 일을 하고, 은행처럼 탄수화물 대사에 관여해 포도당을 글리코겐 형태로 저장해 두었다가 필요할 때 바꿔서 사용한다.

단백질 대사에도 관여해 알부민 같은 혈액 응고에 개입하는 물질이나 조혈 작용에 필요한 물질, 면역 세포들이 사용하는 물질도 만들어낸다. 지방 대사에도 관여하는데, 하루 1리터 정도의 담즙을 만들어 지방을 소화시킨다. 다양한 비타민이나 미네랄을 저장하고 호르몬을 만드는 역할에도 동참한다. 세포가 사용할 수 있는 형태로 만들기도 하고 저장해 두기도 한다.

몸속 70% 정도의 독소를 해독하는 세탁소 역할도 간이 한다. 간은 매분 1리터의 혈액을 여과한다. 해로운 물질이 들어오면 이물질을 직접 처리하면서 그때 발생하는 독소를 해독한다. 암모니아, 요산, 요소 같은 유해 성분들은 간 해독을 거쳐야만 소변으로 빠져나간다.

사이토크롬 p450 cytochrome p450이라는 효소계를 통해 모든 약물 대사에도 관여한다. 약에는 독성이 있다. 인체에서 약효를 내고 빠져나가는 것도 간의 해독작용 덕분이다. 알코올 역시 마찬가지다. 만약 지나친 독소가 들어오면 간이 해독하기 어렵다. 간세포와 간 내 혈관들을 통해 오히려 온몸에 독소를 퍼뜨릴 수 있다.

만약 우리가 살고 있는 세상에 생필품을 만드는 제조업 공장, 현금을 안전하게 보관했다가 필요할 때 찾는 은행, 찌든 때를 제거하는 세탁기가 사라진다면 과연 정상적인 삶이 가능할까? 간의 역할이 이와 같다.

간이 대사를 일으키는 원천은 효소에 있다. 효소는 소화, 호흡, 대사, 혈액순환 등 온몸의 신진대사에 깊숙이 관여한다. 탄수화물, 단백질, 지방, 비타민, 미네랄 같은 필수 영양소는 효소의 원료가 되어 온몸에 에너지를 만든다.

생명에 꼭 필요한 효소가 작용하는 속도를 펨토초 단위라고 하는데, 펨토화학 femtochemistry을 연구하며 인체의 신비한 생명 반응 이해에 공헌한 아흐메드 즈웨일 박사는 1999년 노벨 화학상을 받았다. 펨토초는 무려 1000조분의 1초로 상상하기도 어려운 빠른 속도다. 이 속도로 효소는 반응한다. 인체에는 약

1만 3000가지의 효소가 작용한다고 알려졌지만, 현대 의학을 통해 밝혀진 효소의 작용은 10%도 안 된다. 간 기능이 떨어지면 온몸에 필요한 효소 공급에 큰 차질이 생긴다.

잘 몰랐던 담즙의 역할

간은 하루 1.4리터 정도 담즙을 생산한다. 담즙은 소화와 영양소 흡수에 반드시 필요한 물질이다. 담즙 분비가 잘 안되면 소화 기능이 떨어져서 더부룩하고 가스가 잘 차고 변비가 생기기도 한다.

담즙은 강한 알칼리성을 띤 초록색 물질로 쓴맛이다. 간은 장의 산성도를 낮추고 깨끗하게 유지하는 역할을 한다. 담즙은 주로 지방을 소화하는 유화제 역할을 한다고 알려져 있다.

그런데 담즙 저하로 지방 소화가 되지 않을 때 칼슘 흡수에 문제가 생긴다. 칼슘은 지방을 통해서만 흡수가 되는 영양소이기 때문이다. 칼슘 부족이 아닌 담즙 분비 저하로 인해 골다공증이 생기기도 한다. 이런 경우는 칼슘제를 먹는다고 골다공증이 나아지지 않는다.

역류성 식도염도 담즙과 무관하지 않다. 역류성 식도염은 위산 과다가 아닌 위산 부족이 원인으로 알려져 있다. 위산이 부족하면 하부식도괄약근이 이완되어 위 안의 음식물이 역류한다.

위산이 부족한 원인은 위산을 분비하는 위 벽세포의 기능 저하일 수도 있고, 의외로 담즙 분비 저하가 원인이 되기도 한다. 여러 원인에 의해 간 내 담관이 막혀 담즙이 부족하면, 담즙이 위장으로 역류해 위액을 중화시켜 버린다. 과식하거나 당분이 많은 음식, 치킨이나 탄산음료를 즐겨 먹을 때 일어날 수 있다.

담즙 분비 저하로 위장관 운동 속도가 느려지고 변비가 유발될 수도 있다. 아무리 수용성 식이섬유가 가득한 음식을 먹어도 변을 보기 어렵다는 사람들은 담즙 분비 상태를 확인해 볼 필요가 있다.

담즙 분비 저하는 췌장염과 당뇨병의 원인이 되기도 한다. 쓸개의 담석이 총담관과 췌관이 만나는 팽대부로 이동하면 담즙이 췌장으로 들어간다. 십이지장에서 분해되어야 할 췌장 효소가 췌장에서 활성화된다. 췌장 효소는 췌장 조직을 소화해 조직 손상을 유발하고 췌장염으로 이어진다. 실제 많은 당뇨병 환자의 간에서 많은 양의 담석이 발견된다는 연구 결과도 있다.

담석은 쓸개에만 있다고 하지만, 존스홉킨스대학교나 일부 의학자들은 간 내 담관 사이에도 간 내 결석이 생길 수 있음을 지적한다. 간 내 결석으로 담관의 흐름이 막히면 에스트로겐estrogen이나 알도스테론aldosterone 같은 항상성 유지에 필요한 호르몬도 제대로 분비되지 않는다. 에스트로겐 농도 상승으로 인해 발생한 유방암의 경우 때로는 간 건강에서 원인을 찾기도 한다.

독일의 의사 막스 거슨이 수많은 말기 암 환자를 간 해독으로 치료한 사례가 이에 해당한다.

신진대사에 문제가 생겼다면 간 건강을 꼭 확인하자.

간의 해독력을 상승시키는
자연 음식

24세 차나영 씨는 패스트푸드점에서 1년 동안 일하며 햄버거와 감자튀김을 많이 먹었다. 패스트푸드가 몸에 좋지 않다는 건 알고 있었기에 음료수는 제로칼로리 음료로 마셨는데, 그럼에도 몸무게가 15kg이나 늘었다. 급기야 피부에 여드름이 다시 나기 시작한 나영 씨는 일을 그만두고 과일 한식 복합식단 다이어트를 시작했다. 3일 뒤부터 피부 상태와 변이 달라지기 시작하더니, 한 달 뒤엔 피부톤도 밝아지고 뾰루지도 사라졌다. 무엇보다도 햄버거와 탄산음료가 맛있게 느껴지지 않아서 기뻤다.

독소의 범위는 생각보다 넓다

우리는 우리가 느끼는 것보다 훨씬 많은 독소에 노출된 채 살아간다. 앞에서 우유와 고기, 가공식품의 첨가물과 덜 소화된 음식물이 몸 안에서 독소로 작용할 수 있음을 설명했다. 그 외에 소화와 대사 활동 시에 발생하는 암모니아, 요소, 산소 찌꺼기인 활성산소도 내부에서 발생하는 독소다. 특히 활성산소는 과식과 과음, 정신적 스트레스와 약물 복용 등 산소 소모량이 증가하는 모든 활동에서 발생한다.

외부에서 유입되는 샴푸나 세제, 환경 호르몬 등도 몸을 망치는 독소다. 최근 심각한 문제로 떠오르고 있는 미세먼지 역시 폐와 세포를 망치는 독소이고, 길을 지나다 마시는 담배 연기도 독소다. 깊은 산속으로 들어가지 않는 이상 이런 독소를 피하기는 어렵다.

독소는 간 기능을 약화시키고, 지방 대사를 비롯한 몸의 내부 기능도 저하한다. 하지만 너무 걱정하지는 않아도 된다. 우리는 해독과 영양의 원리에 따라 간 기능을 다시 회복시킬 수 있다.

몸은 해독에 먼저 집중한다

우리 몸이 해독에 사용하는 에너지는 전체의 80%다. 독소가 생기면 서둘러 해독해야 생명이 위태롭지 않기 때문이다. 독소가 축적되면 생명 활동에 관여하는 효소도 잘 만들어지지 않는다. 그래서 잘 먹는 것도 중요하지만 잘 빼내는 것도 중요하다. 해독 없이 먹는 비싼 보양식이나 보약은 효과가 없다. 건강하고 가벼운 몸을 위해서는 해독이 먼저다. 영양소 섭취와 신진대사 자극은 그다음이다.

해독은 크게 두 단계로 진행된다. 첫 번째 단계는 독소 변형이다. 애벌빨래를 생각하면 이해하기 쉽다. 때가 너무 심하게 진 옷을 빨 때는 먼저 충분히 불리는 것처럼, 독소도 변형 과정에서 다른 분자와 결합하기 쉬운 상태로 바뀐다. 이때 우리 몸의 사이토크롬 p450 효소가 독성 물질을 다른 물질로 바꿔준다. 두 번째 단계가 독소 배출이다. 변형된 독소는 다른 분자와 결합해 담즙이나 혈액을 통해 배출된다.

해독이 제대로 진행되기 위해서는 꼭 필요한 영양소가 있다. 1단계 독소 변형 과정에서는 비타민 A, C, E 등과 항산화 물질이 필요하고, 2단계 배출 과정에서는 독소를 물에 풀기 위해 아미노산의 한 종류인 글리신, 글루탐산, 시스테인이 필요하다. 이 세 아미노산이 갖추어졌을 때 몸의 항산화력, 즉 해독력을 향

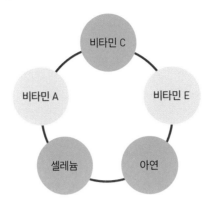

상한다.

이 물질들은 모든 세포 안에 존재하는 강력한 항산화 물질 글루타티온glutathione이 잘 만들어질 수 있도록 돕는다. 항산화 물질은 해독과 함께 면역력을 상승시키는 항암 물질이다. 항산화 시스템은 우리 몸의 암 예방 시스템이라고 할 수 있으며, 간의 해독력과 암 예방은 매우 밀접한 상관관계가 있다.

해독에 필요한 이 물질들은 간에서 생성되고 저장되며 상호 작용을 통해 상승효과를 끌어낸다. 비타민 C는 비타민 E의 산화를 막고, 비타민 C가 산화하면 글루타티온이 이를 재생시킨다. 비타민 E는 코엔자임 Q10, 알파-리포산과 글루타티온 생성에 영향을 미치며 몸이 건강해질 수 있는 환경을 조성한다.

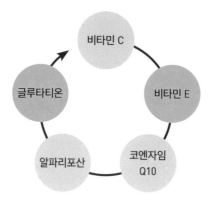

간의 해독작용을 돕는 생과일과 채소, 견과류

항산화 물질이 암 예방에 필요한 물질로 알려지면서 수많은 영양제가 탄생했다. 어떤 사람은 한 주먹씩 먹기도 한다. 하지만 그렇게 많은 양의 영양제를 비싼 돈을 내면서 먹을 필요는 없다. 이미 자연이 조화롭게 땅과 바다를 통해 충분히 공급해 주고 있기 때문이다.

1단계 독소 변형 과정에 필요한 영양소는 과일과 채소를 통해 공급받을 수 있다. 제철에 나는 사과, 포도, 귤, 딸기 등 중간 크기의 과일 3개를 하루에 500g 정도 먹으면 좋다. 채소는 항산화력에 좋다고 알려진 설포라판sulforaphane이 많이 함유된 양배추와 브로콜리, 콜라비, 케일 등을 추천한다. 정제되지 않은 통곡식과 새싹 음식, 식물성 기름에는 코엔자임 Q10이 함유되어 있다.

2단계 독소 해독 과정에 필요한 글리신, 시스테인, 글루탐산은 체내 대사를 통해 얻을 수 있다. 음식 중에는 견과류와 고등어, 연어 등의 생선류에 많이 포함되어 있다.

바쁜 현대인이 하루 세끼를 모두 완벽하게 건강식으로 챙겨 먹기란 쉽지 않다. 오히려 너무 꼼꼼히 챙기려다가는 스트레스가 생겨 정신 건강에 해로울 수 있다. 이럴 때 우리가 가장 편하게 접근할 수 있는 항산화 식품이 바로 과일이다. 과일은 오전 배출 주기에 먹으면 간 해독이 빨라지고, 점심과 저녁 식사 30분 전에 하나씩 먹으면 입맛도 교정된다.

POINT

과일과 채소, 견과류는 몸의 항산화 능력이 향상되도록 돕는다.

효소는 최고의
간 영양제

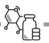

25세 한현민 씨는 편의점 아르바이트를 하면서 도시락으로 식사하는 게 습관이 되었다. 유통기한이 지나서 판매할 수 없는 폐기 삼각김밥, 빵, 햄버거, 핫도그는 공짜인 데다 맛도 좋고 먹기도 간편했다. 문제는 살이었다. 5개월 만에 체중이 10kg이나 늘어난 현민 씨는 아르바이트를 그만두고 다이어트식품을 먹으며 헬스장에 다녔다. 하지만 효과가 없었다. 고민 끝에 현민 씨는 전략을 바꿔 아침에는 과일을, 점심과 저녁에는 한식 위주의 식사를 시작했다. 그러자 놀랍게도 살이 빠지면서 몸도 가벼워졌다.

효소가 곧 생명이다

효소 영양학의 선구자인 에드워드 하웰 박사는 효소를 '생명의 빛'이라고 했다. 그는 모든 질병이 효소 결핍이나 효소 불균형 상태에서 발생하며, 오직 효소로만 치료할 수 있다고 했다. 방사선이나 항암제를 이용한 치료에 환멸을 느낀 미국 의사 중에는 판크레아틴pancreatin이라는 효소를 이용해 췌장암을 치료하는 사람도 있다.

효소enayme는 생물의 세포 안에서 합성되며, 몸속에서 행해지는 거의 모든 화학 반응의 촉매 구실을 하는 특정 단백질이다. 효소가 없으면 생명체는 생명 자체를 유지하기 어렵다. 소화, 대사, 호흡, 체온 조절, 항상성 유지, 면역 작용, 항염 작용, 혈액순환과 장내 미생물의 대사까지 효소 작용이 일어나지 않는 곳이 없기 때문이다. 그러므로 효소를 섭취하지 않는 죽은 식사는 질병 유발의 잠재적 원인이다.

통장 잔고와 같은 세 가지 효소

효소는 소화 효소, 대사 효소, 잠재 효소로 나뉜다. 효소의 제일 중요한 기능은 소화와 대사다. 밥이나 빵 같은 탄수화물은 침과 췌장의 아밀라아제가 포도당으로 분해한다. 췌장은 탄수화물과 지방의 소화 효소뿐만 아니라 인슐린과 글루카곤 같은 혈당 조절 호르몬까지 분비한다. 단백질 소화 효소는 위의 펩신, 췌장과 소장의 펩티다아제로 단백질을 아미노산으로 분해한다. 지방 소화 효소는 췌장에서 분비하는 리파아제로 중성지방을 지방산과 글리세롤로 분해한다. 담즙산도 콜레스테롤과 지용성 영양소의 흡수를 돕는다.

대사 효소는 소화 후 흡수된 영양소를 에너지로 변환시키는 기능을 한다. 그 에너지로 각종 면역과 치유, 호르몬 조절과 자율 신경계 반응 등이 발생한다. 소화 효소나 대사 효소는 우리 몸에 처음부터 그 양이 한정된 잠재 효소에서 만들어진다.

인체는 효소를 사용할 때 우선순위를 정한다. 먼저 소화와 대사 작용에 사용한다. 통장에 잔고가 정해져 있는 것처럼 효소의 양도 정해져 있기 때문이다. 쓸 수 있는 돈이 정해져 있을 때 필수 생활비부터 사용하는 것과 같은 이치다. 따라서 과식으로 소화 효소를 너무 많이 사용해 버리면 통장에 남는 잠재 효소의 양이 줄어든다. 면역이나 치유에 사용되는 잠재 효소가 부족하면 질병을 치료하는 힘도 약해진다.

나이가 들수록 효소의 양은 줄어든다. 시카고 마이클리스 병원의 메이어 박사는 노인과 젊은 사람의 침을 비교 분석한 결과, 노인의 효소 활성이 젊은 사람의 30분의 1밖에 되지 않음을 밝혀냈다. 흔히 노인이 병에 걸리면 "침도 안 생긴다"라고 말하는데, 이는 효소 활동이 그만큼 저하되어 있다는 얘기다. 체내 효소가 부족할수록 노화도 빨리 찾아온다. 건강하게 오래 살고 싶다면 효소가 풍부한 음식을 섭취하는 게 가장 좋은 방법이다.

효소는 죽어가는 사람도 살린다

효소는 죽어가는 동물도 살리는 엄청난 힘을 가지고 있다. 2차 대전이 끝난 뒤 미국의 어느 동물원에서 동물들이 시름시름 앓다 죽기 시작했다. 동물원·측은 동물들에게 가열식과 비타민, 미네랄을 섞은 먹이를 주었는데, 당시에는 영양학적으로 매우 균형 잡힌 식단으로 평가받았다. 그런데도 동물들은 건강해지기는커녕 오히려 각종 질병에 시달렸다.

문제는 분명했다. 자연에서 동물들이 이런 음식을 먹을 리가 없었다. 뒤늦게 이를 깨달은 동물원 측은 부랴부랴 자연에 가까운 먹이를 공급했다. 사자에게는 생고기와 뼈, 생간을 주고, 원숭이에게는 바나나와 사과, 오렌지 등을 주었다. 그러자 죽어가던 동물들이 언제 그랬냐는 듯 생기를 되찾았다.

가열식은 열을 가해 효소를 모두 없애기 때문에 사실상 죽은 음식이다. 사람도 이렇게 효소가 부족한 가열식만 먹으면 문제가 발생한다. 소화와 대사에 필요한 효소가 부족해서 신진대사가 느려지고, 해독을 담당하는 간에도 무리가 생긴다. 동물들이 자연에 가까운 먹이 덕에 건강을 되찾았다면, 사람도 어떤 음식을 먹을 때 건강해지는지 어렵지 않게 알 수 있다.

최근 에너지바나 가루 형태의 셰이크가 바쁜 현대인의 식사 대용으로 인기를 끌고 있다. 영양이 풍부한 에너지바나 셰이크는 열량도 낮아서 다이어트를 하는 사람들이 많이 찾는다. 그런데 이런 음식은 진짜 음식이 아니다. 효소가 없기 때문이다. 효소가 풍부한 음식은 먹어도 살이 찌지 않는다. 효소가 식욕을 억제해 과식할 위험도 없다. 소화가 잘되고, 신진대사도 활발해져서 오히려 살이 빠진다.

나이가 들수록 효소가 풍부한 음식을 먹어야 한다. 자연이 준 음식들은 효소가 풍부하다. 가공식품에 길든 입맛은 과일이나 채소, 견과류가 맛이 없게 느껴진다. 하루 한 끼나 간식에 반드시 이 음식을 포함해야 노화와 질병으로부터 자유로워질 수 있다.

POINT

효소가 풍부한 살아 있는 음식을 먹으면 간 건강이 좋아지고,
젊음도 유지할 수 있다.

식후 과일은 독이고
식전 과일은 약이다

51세 최현아 씨는 과일 마니아다. 젊어서부터 지금까지 식후에 꼬박꼬박 과일을 챙겨 먹었다. 그런데 나이를 먹을수록 과일을 먹고 난 뒤 배에 가스가 조금씩 차기 시작했다. 단순히 나이 때문이라고 생각했는데, 얼마 전 건강 강의에서 과일은 식전 공복에 먹는 게 올바르다는 얘기를 들었다. 그 뒤 현아 씨는 밥 먹기 전에 과일을 먹기 시작했고, 지금은 속이 편안해져서 매우 만족스럽다.

식전 과일은 약이다

주식으로 과일을 먹는 고릴라와 침팬지는 당뇨병이나 단백질 결핍에 걸리지 않는다. 과일의 당은 자연당으로 식이섬유와 함께 각종 식물 영양소phytochemical가 가득해서 몸의 질서를 잡아준다. 질병, 장애를 뜻하는 'disorder'는 질서가 깨졌다는 의미다.

자연의 질서는 사람이 주식으로 과일을 먹어도 손색이 없다고 말해준다. 공복에 먹는 과일은 소화가 빠르고 인체에 풍부한 효소를 공급함으로써 효소를 절약할 수 있게 도와주고, 다양하고 많은 음식을 소화하느라 지쳐 있던 소화 기관들에 활력을 준다. 꾸준히 먹기만 하면 무병장수를 보장할 수 있는 완벽한 자연의 선물이다.

더 빨리 살을 빼고 싶거나 건강해지고 싶은 사람은 섭취하는 과일의 양을 늘리면 된다. 아침과 저녁에는 과일을 주식으로 삼고, 점심은 일반식을 먹는 것이다.

공복에 과일을 먹으면 위장 점막이 손상된다는 인터넷 기사를 본 적이 있다. 빈속에 라면이나 스팸 등의 인스턴트식품은 안전하고, 자연이 몇 개월에서 몇 년에 걸쳐 만든 과일은 정말 해로울까? 상식을 가진 사람이라면 어떤 음식이 더 건강에 좋은지 알 수 있다.

물론 위 점막이 약해서 사과처럼 산이 강한 과일을 불편하게 느끼는 사람이 있을 수도 있다. 그럴 땐 다른 과일을 먹다가 위 점막이 튼튼해지면 사과를 먹어도 된다. 과일은 슈퍼마켓에

진열된 과자만큼이나 종류가 많아서 어렵지 않게 자신에게 맞는 걸 찾을 수 있다.

　과일은 과식하기도 어렵다. 죽은 인스턴트식품과 달리 살아 있는 과일은 어느 정도 먹으면 식욕 중추가 식욕을 저하하기 때문이다.

식후 과일은 독이다

식후에 과일을 먹으면 밥으로 먹은 음식과 섞여 소화불량을 일으킨다. 일반식을 한 사람의 배 속에는 이미 김치와 나물, 채소 등의 식이섬유와 고기 같은 단백질이 밥과 함께 버무려져 있다. 이때 위에 들어온 과일의 당은 36.5도나 되는 따뜻한 위 속에서 소화되지 않고 발효된다. 위 속에서 일어나는 발효는 가스를 발생시키고 음식을 변질시켜 영양 흡수를 방해한다. 식후에 과일을 먹는 사람들이 불편한 느낌을 호소하는 까닭이다.

　게다가 과당의 발효 성분은 몸에서 알코올과 같은 반응을 일으켜 간세포를 파괴한다. 평소 술을 마시지 않는데도 간 수치가 높은 사람들은 대부분 오랜 세월 식후에 과일을 먹은 분들이다. 이렇게 간에 무리를 주는 식후 과일은 노폐물과 지방 축적으로 이어진다.

과일 없이 간 건강을 논할 수 없다

과일은 간 건강을 직접적으로 돕는 필수 성분을 공급해 주며 간 세포를 빠르게 재생시킨다. 양질의 수분과 수용성·불용성 식이 섬유, 풍부한 비타민과 식물 영양소가 간 해독과 함께 장 해독을 돕는다. 각종 간에 좋다는 영양제보다 우리 주변에서 흔하게 먹는 과일이 훨씬 간에 유익하다.

특히 과일을 먼저 먹고 식사를 하면 과당과 섬유질 때문에 자연히 밥의 양이 줄고 입맛도 바뀐다. 다이어트를 하는 사람이라도 과일은 칼로리를 계산할 필요가 없다. 과당은 소화가 빠르고 신진대사를 활발하게 해주기 때문이다. 비만과 만성 피로, 특히 간 해독력에 문제가 있다고 느낀다면 지금부터라도 식전 과일의 힘을 경험해 보자.

POINT

식후 과일은 소화를 방해하고 간에 부담을 준다.

제철 과일은
저렴한 보약이다

43세 조정현 씨는 올해 건강검진을 받고 매우 놀랐다. 그동안 잘 관리했다고 생각했는데 고지혈증 진단을 받은 것이다. 그러고 보니 요즘 야근이 많아 밤에 빵이나 라면을 먹는 날이 많았다. 뱃살뿐만 아니라 등살도 제법 붙었다. 정현 씨는 급하게 인터넷에서 건강 정보를 뒤졌고, 고지혈증에 좋은 과일 식사법을 찾아냈다. 식전 과일을 먹고 밥은 조금만 먹는 방법으로 고지혈증을 치료한 사람이 많았다. 그로부터 두 달 뒤, 정현 씨는 다시 정상으로 돌아온 혈액 수치를 보며 흐뭇한 미소를 지었다.

철학자들은 이미 알고 있었던 무병장수 식품

소크라테스, 히포크라테스, 플라톤, 아리스토텔레스 등 유명한 철학자들은 과일을 주식으로 삼았다. 이들은 모두 80세 넘게 장수했는데, 그 시대에는 쉽지 않은 일이었다.

과일의 탁월한 성분은 노화 속도를 느리게 만든다. 노화 방지를 위해서는 수분과 항산화 영양 성분이 매우 중요하다. 우리 몸의 70%를 이루고 있는 수분은 혈액과 각종 체액을 구성하고, 전해질 대사를 통해 우리 몸의 건강 상태를 알맞게 조절한다. 과일은 90%가 수분으로 이루어져 있으며, 그 안에 미네랄과 비타민이 풍부하게 들어 있다. 특히 과일 속에 들어 있는 칼륨은 나트륨을 배출해서 원활한 해독을 돕는다.

과일은 신맛이 있으나 산성 음식이 아닌 알칼리성 음식이다. 그래서 동물성 단백질을 섭취하기 전에 과일을 먹으면 혈액의 균형을 잡을 수 있다. 고기나 유제품을 좋아하는 사람이 반드시 과일을 먹어야 하는 까닭이다. 또한 과일 속에 들어 있는 항산화 물질은 햄 같은 가공식품에 포함된 발암 물질 나이트로소아민nitrosoamine을 줄여준다.

과일 속의 영양이 꾸준히 공급되면 간세포도 빠르게 회복된다. 하루에 과일을 5개 이상 먹으면 간 기능이 좋아지고 신진대사가 원활해져서 사흘 만에 3kg도 감량할 수 있다. 이때 3kg

은 근육이 아니라 숙변과 체지방의 무게다. 또한 변비가 해결되면서 피부가 점점 하얘지고 반들반들 윤기가 난다. 시쳇말로 화장발이 잘 받게 되는 것이다. 화장이 뜨거나 뾰루지가 자주 생기는 여성에게 과일 식사는 필수다.

가성비를 보장하는 제철 과일

그렇다면 어떤 과일을 어떻게 먹는 게 좋을까? 제철 과일 위주로 내가 좋아하는 과일을 먹으면 된다. 입에서 즐겁고 소화가 잘되면 좋은 과일이다. 영양학적으로 아무리 좋다고 해도 속이 불편하다면 일부러 먹을 필요는 없다. 종종 사과를 먹고 불편함을 토로하는 사람들이 있는데, 속이 쓰리다면 먹지 않아도 된다. 속이 편한 과일을 먹다 보면 몸이 건강해지면서 사과를 먹어도 불편하지 않은 때가 온다.

마트나 시장에서 쉽게 구할 수 있는 제철 과일은 저렴한 가격과 달리 영양 성분은 가장 풍부하다. 흔히 과일로 건강 관리를 한다고 하면 돈이 많은 사람인 줄 오해하는데, 제철 과일은 과자 한 봉지보다도 저렴하다. 프랜차이즈 커피가 4000원, 과자 한 봉지도 2000원은 하는 세상에 제철 포도나 사과는 개당 1000원에 불과하다. 바나나는 또 어떤가. 주렁주렁 열몇 개가 달린 바

계절별 제철 과일

1월	귤, 레몬	7월	수박, 참외, 산딸기, 자두, 아보카도
2월	망고, 파인애플, 오렌지, 레몬, 귤, 딸기, 석류, 라임, 사과, 복숭아, 포도, 블루베리, 체리	8월	멜론, 복숭아, 포도, 수박
3월	딸기, 금귤	9월	배, 사과, 포도, 석류, 무화과
4월	딸기, 토마토	10월	감, 밤, 대추
5월	딸기, 앵두	11월	배, 귤, 참다래, 사과, 배, 복숭아, 포도, 단감
6월	토마토, 참외, 매실	12월	귤, 바나나

출처: 《송학운&김옥경의 몸을 살리는 자연식 밥상 365》, 김옥경 저, 수작걸다, 2015

나나도 3000원 정도면 살 수 있다.

만드는 데 드는 시간과 품을 생각하면 사실 과일은 싸도 너무 싸다. 과자는 공장에서 하루에도 수만 봉지를 만들 수 있지만, 과일은 한 알을 만드는 데 수년이 걸린다. 사과 묘목이 자라서 열매를 맺으려면 최소 3년은 필요하다.

농부가 수년 동안 공을 들여 키운 과일과 공장에서 순식간에 만들어낸 과자의 영양학적 가치는 비교할 수 없을 정도다. 사과의 주성분은 당질과 유기산, 펙틴이다. 펙틴은 수용성 식이섬유로 대장의 점막을 보호하고 대장균 증식을 억제한다. 유익균의 먹이가 되어 유익균을 증가시키는 효과도 있다.

지금까지 드러난 것만 이 정도일 뿐이지 사과 한 알에는 1000가지 이상의 영양소가 있을 수도 있다. 말 그대로 아침 사과 한 알이면 병을 예방할 수 있다. 또한 여름 제철 과일인 포도에는 구연산과 유기산이 풍부해서 피로 해소에 일품이다. 단, 바나나는 오전보다 점심과 저녁의 열량을 제공하는 식사용으로 더 적합하다.

수만 년의 데이터가 축적된 과학적 음식물

과학이 아무리 발전했다고 해도 자연을 능가하지는 못한다. 만약 그게 가능하다면 엄마들이 아기에게 모유를 먹일 필요가 없을 것이다. 자연은 이미 오랜 시간을 거치면서 가장 적합하고 알맞은 형태의 인체 시스템을 만들어 놓았다.

부분을 전체로 보는 일부 전문가들은 토양이 산성화되어서 과거보다 20배 이상의 과일을 먹어야 충분한 비타민을 공급할 수 있다고 말한다. 특정 비타민의 성분만 놓고 보면 그럴싸한 주장이다. 그러나 과일에는 몇 가지 비타민 성분 정도만 들어 있는 게 아니다. 아직 발견되지 못한, 그래서 이름도 얻지 못한 수많은 성분이 묵묵히 자기 일을 해내고 있다. 비타민 몇 알과 과일을 비교한다는 거 자체가 어불성설이다.

과학이 남긴 뛰어난 업적도 많지만, 맹신할 필요는 없다. 과학의 출발은 누군가의 가설이다. 실험을 통해 그 가설이 사실임을 증명해 가며 이론으로 정립된다. 그런데 그 실험이 특정한 결과를 끌어내기 위해 조작된 것이라면? 몇몇 사람의 암묵적 합의로 특정 데이터가 과장된다면?

어린이와 임산부가 먹는 약은 동물 실험만 거친 뒤 시판된다. 동물과 사람은 엄연히 생김새가 다르고 내부 환경도 다른데, 우리는 그 약을 의심하지 않고 복용한다. 탈리도마이드 사건은 우리도 모르게 이미 어딘가에서 반복되고 있다.

반면에 과일은 수천 년, 아니 수만 년의 데이터가 축적된 음식물이다. 조상들이 맛있게 먹던 과일이 오늘까지 이어져 내려오고 있다. 고작 몇십 년짜리 데이터를 가진 합성 비타민과 미네랄에 의존하지 말고, 자연이 만들어준 과일을 먹어보자. 분명 기대했던 것보다 큰 효과를 얻을 수 있다.

POINT

영양소가 풍부한 제철 과일은 과자보다도 싸다.

세상에
나쁜 콜레스테롤은 없다

52세 자영업자인 고현규 씨는 건강검진 결과 중성지방 180mg/dL, LDL 콜레스테롤 190mg/dL 수치가 나와 이상지질혈증 판정을 받았다. 어떻게 하면 지방 수치를 줄일 수 있을까 고민하던 현규 씨는 오랫동안 자연식 식사법을 실천하고 있는 친구의 말을 듣고 오전 공복에 과일 3개, 점심과 저녁 전에 과일 1개씩을 먹기로 했다. 3개월 뒤, 눈에 띄게 날씬해진 현규 씨는 혈액 검사에서도 중성지방 120mg/dL, LDL 콜레스테롤 110mg/dL 수치가 나왔다.

우리가 모르는 지방의 비밀

사람들은 건강검진 결과의 수치에 매우 민감하다. 중성지방과 HDL 콜레스테롤, LDL 콜레스테롤 수치가 건강과 직결된다고 믿기 때문이다. 보통 총콜레스테롤 200mg/dL 이하, LDL 콜레스테롤 130mg/dL 이하, HDL 콜레스테롤 60mg/dL 이상, 중성지방 150mg/dL 이하를 정상 범위라고 본다. 그리고 2회 이상 측정해서 이상이 하나라도 발견되면 이상지질혈증으로 판정한다. 정상적인 지질의 양이 아니라는 뜻이다. 중성지방과 HDL, LDL은 도대체 무엇일까?

지방은 크게 지방산fatty acid과 중성지방triglyceride, 콜레스테롤cholesterol, 인지질phospholipid로 나뉜다. 지방산은 지방의 주성분이자 우리 몸의 에너지원이다. 지방산의 종류는 포화지방산과 불포화지방산으로 나뉘는데, 잘 알고 있듯이 버터와 마가린은 포화지방산이고 들깨와 아마씨유 등은 불포화지방산이다.

음식물에서 섭취한 당질과 지방산으로 구성된 중성지방은 우리 몸에 꼭 있어야 하는 에너지원으로써 필요시 사용하기 위해 지방 세포에 저장된다. 문제는 중성지방이 너무 많아질 경우다. 라면, 빵, 케이크나 과자 등 부드러운 탄수화물 섭취는 중성지방의 합성량을 증가시킨다.

1970년대 후반, 학자들은 높은 콜레스테롤 수치가 심혈관 질환의 원인이라고 생각했다. 그러나 연구가 활발해지면서 착한 콜레스테롤과 나쁜 콜레스테롤을 구분하기 시작했다. 그들은 저밀도 지단백LDL이 동맥경화의 주범이고, 고밀도 지단백HDL은 나쁜 LDL을 청소하는 착한 콜레스테롤이라고 말했다.

하지만 이 주장 역시 틀린 것으로 밝혀졌다. LDL은 세포막과 세포 기관, 호르몬을 만드는 데 꼭 필요한 성분이다. 문제는 산화된 LDL이다. 1989년 다니엘 슈타인버그 박사는 〈뉴잉글랜드 의학저널〉에 환자들이 산화를 예방하면 LDL이 나쁜 역할을 하지 않을 것이라는 가정을 발표했고, 1997년 마르코 디아즈 박사가 항산화 수치가 높은 환자들은 동맥에 문제가 없다는 결론을 내렸다.

몸에 활성산소가 많아지면 산화된 LDL이 늘어나고 이를 제거하기 위해 백혈구가 포식 작용을 하며 염증을 일으킨다. 그 결과 백혈구와 그 사체가 동맥벽에 쌓여 동맥을 좁게 만든다. 결국 동맥경화는 산화된 콜레스테롤이 문제이며, 심혈관 질환은 염증성 질환임이 밝혀졌다. 2015년 미국의 '식생활 권고안'도 콜레스테롤은 더 이상 위험한 영양소가 아니라고 결론을 내렸다.

항산화 영양이 충분한 몸에서는 동맥경화 같은 염증 반응을 발견하기 어렵다. 간이 건강하면 높은 콜레스테롤 수치도 발견되지 않는다. 그러므로 과일 섭취는 간 건강을 위한 첫 번째 답이라고 할 수 있다.

아보카도에 풍부한 비타민 E 등의 지용성 항산화 영양소와 다양한 제철 과일의 식물 영양소는 심장과 혈관의 건강을 지켜 준다. 중간사슬 지방산으로 알려진 코코넛오일은 1년에 16kg을 감량시켜 준다는 실험 결과가 있을 정도로 불필요한 지방을 제거하는 다이어트 효과가 있다. 그뿐 아니라 코코넛오일은 뇌세포 건강에 도움을 주며 항균, 항바이러스 작용까지 하는 천연 약재다.

이누이트가 심장병에 걸리지 않는 이유

1970년대 덴마크 존 다이어버그 박사팀은 그린란드 이누이트의 심장병 발병률이 다른 지역의 인종보다 현저하게 낮다는 사실을 발견했다. 그런 이누이트가 다른 지역으로 이주하면 그 지역의 사람들과 비슷하게 발병률이 높아졌다. 도대체 에스키모들의 심장에 어떤 변화가 있었던 걸까?

그린란드에 사는 동안 이누이트는 등 푸른 생선을 주식으로 삼았다. 추운 환경에서는 도저히 과일과 채소를 구하기가 어려웠기 때문이다. 하지만 식자재가 풍부한 도시로 이사하는 순간, 이누이트의 주식은 생선에서 밥이나 고기로 바뀌었다. 문제는 바로 여기에 있었다.

1989년 〈영국 의학저널〉에는 생선 기름이 심장병 사망률을 29%나 감소시킨다는 연구 결과가 발표되었다. 딱딱하게 굳은 혈관 내 지방산을 생선 기름이 녹여준다는 것이다. 이후 미국 국립보건원도 심장과 관상 동맥의 건강을 위해 오메가-3 지방산 섭취를 권고했고, 오메가-3 지방산은 세계인들이 즐겨 찾는 영양제가 되었다.

오메가-3 지방산은 체내 염증과도 상관관계가 있다. 몸속에 오메가-3가 부족하고 오메가-6가 너무 많으면 염증이 생긴다. 오메가-3와 오메가-6의 비율은 1:1이 가장 적합하지만, 최대 1:4 정도로 오메가-6의 비율이 다소 높아도 괜찮다. 그런데 옥수수 사료를 먹여서 키운 소의 고기가 차려진 밥상에서는 이 비율이 1:20 정도로 깨어져 있다. 달걀과 우유 등 동물성 단백질 섭취가 많은 사람은 대부분 이 비율이 맞지 않아 만성 염증 상태다. 아토피, 알레르기, 천식 등이 대표적인 염증 질병이다.

오메가 지방산의 변화만으로도 우리 몸은 충분히 변할 수 있다. 1970년대 영국에서 원숭이 8마리에게 옥수수기름을 먹이는 실험을 했다. 그러자 2년 뒤 원숭이들의 장에 염증이 발생하고 만성 설사와 탈모에 시달렸으며, 결국 4마리는 목숨을 잃었다. 그런데 그 뒤 남은 4마리에게 오메가-3 지방산을 충분히 먹이자 이런 증상들이 사라지는 극적인 결과가 나타났다.

내장 비만을 줄이는 과일

내장 비만 해결을 위해서는 가장 먼저 당분 섭취를 줄여야 한다. 섬유질이 없는 정제된 탄수화물은 내장 비만의 원흉이다. 고기를 먹지 않는데도 내장 비만이 우려되는 사람은 평소 라면이나 빵, 백미를 지나치게 즐겨 먹지 않는지 생각해 볼 필요가 있다. 포화지방이 많은 튀긴 음식과 지방이 많은 고기를 쌀밥과 함께 먹는 것도 큰 문제다. 초과한 당분은 단백질이나 지방과 결합해 당독소를 만든다.

자연이 완벽하게 제공하는 곡식을 그대로 먹을 수 있다면 이상적이다. 귀리 다이어트가 효과적인 이유도 바로 통곡식 형태로 먹기 때문이다. 하지만 주변에서 쉽게 구할 수 있는 음식은 흰 밀가루로 만든 부드럽고 달콤한 빵이나 과자, 라면 등의 음식이다. 부드러운 정제 탄수화물은 콜레스테롤 수치를 빠르게 올린다. 이상지질혈증이나 지방간을 유발하고 뱃살도 금방 붙는다.

몸속 지방을 녹이는 데 필요한 것은 항산화 물질과 오메가-3가 풍부한 불포화지방산이다. 수백 가지 안토시아닌과 플라보노이드, 비타민 A, C, E가 풍부한 식사를 하는 것이 좋다.

당분과 지방으로 혈관 벽에 상처가 난 사람들은 혈관 건강에 더 신경 쓸 필요가 있다. 혈관이 약한 사람에게는 비타민 C가 많은 감귤류 과일과 포도가 도움이 된다. 비타민 C는 콜라겐 합성 원료로 쓰이는데, 콜라겐은 혈관 벽을 탄탄하게 만들어준다. 내장 비만과 혈관 질환은 현대인의 가장 큰 고민이다. 과일은 바로 이런 고민을 해결해 줄 수 있는 자연의 선물이다.

POINT

염증성 질환은 견과류, 올리브오일, 아마씨 같은 식물성 기름을 섭취하면 완화된다.

쌀 다이어트가 70년간
유지될 수 있었던 비결

56세 최영택 씨는 당 수치가 높고 내장 비만도 심한 편이다. 만성 피로는 워낙 오래되어서 이젠 그러려니 하며 살고 있다. 물론 다이어트를 하지 않은 건 아니다. 최근에도 고지방 저탄수화물 다이어트가 좋다고 해서 시도했는데, 밥을 먹고 싶은 유혹이 너무 커서 포기했다. 그때 오랜 친구가 현미 자연식과 과일 다이어트를 권했다. 무엇보다 굶지 않아도 된다는 말에 영택 씨는 흔쾌히 다이어트를 시작했다. 그리고 두 달 뒤, 영택 씨는 배 둘레가 줄고 당 수치도 낮아지는 기적을 경험했다.

미국 사람들도 쌀밥을 먹는다

다이어트하는 사람들은 대부분 몇 단계를 거친다. 처음에는 무조건 굶다가, 배가 고프면 채소를 먹다가, 성에 안 차면 고단백질 음식을 먹다가, 나중에는 오히려 스트레스 때문에 살이 찐다며 기름진 음식을 폭식한다. 그런데 폭식하는 순간에도 먹지 않으려고 하는 음식이 있으니, 바로 쌀이다. 과거에는 없어서 못먹던 쌀이 지금은 비만의 원인으로 지목당하며 미움을 사고 있다. 쌀은 정말 먹으면 살이 되는 나쁜 음식일까?

미 듀크대 의대에 속한 라이스클리닉은 70년째 쌀 다이어트 프로그램을 운영하고 있다. 라이스클리닉의 월터 켐터 박사는 546명의 남녀에게 하루 세 끼 모두 쌀밥을 먹였다. 4주가 지나자 남성은 평균 13.6kg, 여성은 8.6kg 감소하는 걸 확인했다. 쌀밥을 먹은 사람들은 혈당과 중성지방, 요산의 수치가 눈에 띄게 감소했으며, 체중 감소뿐만 아니라 심장 질환과 신장병, 당뇨병, 고혈압 등도 치료되는 걸 확인했다. 요요 현상도 없었다. 전체 참가자의 68%가 1년 뒤에도 감량된 체중을 유지하고 있었다.

라이스클리닉과 미국 정부는 이런 데이터를 기반으로 국민에게 육식을 줄이고 채식을 하라고 홍보한다. 그리고 실제로 미국에서는 쌀 소비량이 20년 동안 두 배 이상 증가했다. 우리나라도 자연 의학을 추구하는 의사들은 모두 현미 채식을 권한다. 황성수 박사의 힐링스쿨, 니시 건강법의 김진목 원장, 이시형 박사의 힐리언스 선마을 모두 건강한 현미의 중요성을 강조한다.

쌀 다이어트의 핵심은 세끼 식사로 쌀밥과 생과일, 채소를 조화롭게 먹는 것이다. 밥을 꼭꼭 씹어 완전히 소화하면 쌀 안에 있는 각종 비타민과 미네랄 등 좋은 성분이 몸에 흡수된다. 사람들이 진짜 경계해야 할 건 쌀밥이 아니라 정제된 탄수화물이다. 밀가루 성분의 빵이나 면, 과자가 비만을 유도한다. 당분은 반드시 통곡물이나 과일 같은 자연의 음식으로 공급되어야 한다.

과일과 현미 자연식으로 항상성을 유지하라

요요는 우리 몸의 항상성이 깨졌을 때 찾아온다. 항상성이란 체온, 체중과 혈당, 전해질 등을 일정하게 유지함으로써 생명을 지켜내려는 몸의 본능이다. 단기간의 체중 감량을 목표로 하는 다이어트는 이런 항상성이 깨져서 몸이 상하게 된다. 요요 역시 오랫동안 당분을 공급받지 못한 우리 몸이 기아 상태로 변해 항상성을 유지하고자 당분을 최대한 많이 흡수하고 저장하는 과정이다.

매년, 아니 매달 끔찍한 다이어트를 반복하고 싶지 않으면 몸의 항상성을 유지할 수 있는 안전한 방법을 택해야 한다. 앞서 신진대사가 활발하고 내부 장기가 제 역할을 충분히 수행하면 자연스레 살은 빠진다고 했다. 평생 살 안 찌는 다이어트를 하고 싶은 사람은 신진대사를 끌어올리는 게 급선무다.

신진대사를 끌어올리는 가장 좋은 방법은 아침과 저녁에 과일을 6개 이상 먹는 것이다. 예를 들면 아침에 일어나서 물 한 잔을 마시고 사과 3개, 점심 저녁 식전에 다른 과일 1~2개를 먹는 식이다. 점심은 현미 잡곡과 채소류와 버섯류 위주의 한식으로 맛있게 식사한다.

좀 더 빠른 감량을 원한다면 과일과 고구마, 감자, 옥수수 등의 요리하지 않은 자연 음식만 먹어도 좋다. 단, 모든 식사는 오후 8시 이전에 마치는 것이 좋으며, 간식으로 견과류 30g 정도를 먹는다.

이 방법은 배고픔이 전혀 없다. 과일의 효소와 풍부한 식이 섬유가 포만감을 주기 때문이다. 또한 칼로리 계산이 필요하지 않으니 언제 어디서나 쉽게 할 수 있고, 음식도 주변에서 쉽게 구할 수 있다. 가공식품에 길든 입맛을 자연에 가깝게 바꿀 수 있고, 간 회복력도 빠르게 복구할 수 있다.

과일과 채소, 한식은 동서양을 막론하고 사람에게 제일 적합한 식사법이다. 채식 의사 존 맥두걸은 가장 좋은 식사로 한국인과 일본인이 먹는 쌀밥 위주의 식단을 꼽았다. 고기를 좋아하는 미국인도 이렇게 입맛이 변하고 있는데, 우리가 고기 위주의 식사를 하는 건 시대에 역행하는 꼴이다.

내 몸의 장기가 건강하지 않은 상태에서 체중을 감량하는 건 현명하지 못하다. 현미와 채식 그리고 과일 위주로 꾸준히 식사하면 건강하게 살을 뺄 수 있다. 건강한 장기가 건강한 몸과 정신을 선물한다.

간 건강은
더 빠르게 회복될 수 있다

디자이너로 근무하는 33세 전현지 씨는 야근을 밥 먹듯이 한

다. 회사에서 녹초가 된 그녀는 집에 들어가서 씻지도 않고 쓰

러지기 바쁜데, 이 와중에 결혼 준비를 하느라 다이어트도 하

고 있다. 하지만 아무리 굶어도 살이 빠지지 않아서 걱정이다.

먹는 거라곤 삼각김밥이나 작은 컵라면이 전부인데, 도대체 왜

살이 찌는지 모르겠다. 고민하던 그녀는 간이 튼튼해야 지방이

빠진다는 말을 듣고 간 건강 집중 강화 프로그램을 따라 해보

기로 했다. 한 달 뒤, 현지 씨는 날씬한 몸으로 결혼식장에 들어

갈 수 있었다.

간 집중 강화로 암을 치료한 거슨 치료법

독일인 의사 막스 거슨의 '거슨 식사법'은 해독이 잘되고 암까지 고치는 식사법으로 유명하다. 1881년에 태어난 거슨은 스스로 방정식을 만들어 수학 문제를 풀 정도로 머리가 비상했다. 그는 평소 심한 편두통에 시달렸는데, 의사가 되기로 결심한 뒤 수많은 책과 논문을 읽으며 편두통 환자에게 적합한 식사법을 연구하기 시작했다.

그가 찾아낸 해결책은 과일과 채소 위주의 식단이었다. 우유를 끊고 사과만 먹었더니 편두통이 생기지 않았다. 그는 이 식사법이 얼마나 효과가 있는지 확인하기 위해 피부결핵 환자에게 적용해 보았다. 결과는 놀라웠다.

실험에 참여한 450명의 환자 중 446명이 치료되었다. 결핵성 폐병, 신장 질환, 뼈 질환자도 효과를 보았는데, 그중에는 노벨 평화상을 받은 슈바이처 박사의 부인도 있었다. 이처럼 거슨 식사법은 몸 전체의 신진대사를 활성화하는 방법이며, 암은 유전 질환이 아닌 대사 질환이라는 사실을 입증하는 치료법이다.

1933년에 거슨은 히틀러의 독재 정치를 피해 뉴욕으로 거처를 옮겼다. 그는 미국에서 암 환자를 치료하며 많은 데이터를 쌓았는데, 이를 눈여겨본 미국 의회에서 막스 거슨에게 암 치료를 위한 연구비를 지원하기로 했다.

그러나 아쉽게도 거슨은 끝내 연구비를 받지 못했다. 제조약 판매에 열을 올리는 제약 회사들과 기득권을 놓치기 싫은 미국암협회가 집요한 방해 공작을 펼쳤기 때문이다. 훗날 노벨 화학상과 평화상을 동시에 받은 미국의 물리학자 라이너스 폴링 박사는 이 일이 암 치료의 발전을 저해한 가장 불행한 사건이라고 했다.

그런데도 1946년에 ABC 방송을 통해 거슨의 암 치료법은 알려지기 시작했다. 거슨 식사법의 핵심은 해독과 영양이다. 말기 암 환자는 몸에 독소가 많아서 빠르게 해독할 필요가 있다. 그래서 먼저 장을 깨끗하게 만드는 커피 관장을 한다. 이때 커피의 팔미트산palmitic acid은 쓸개즙을 창자로 보내는 담관을 열어 간 해독을 돕는다. 이것만으로도 간과 장의 신진대사는 빠르게 회복된다.

거슨은 우유와 동물성 단백질 섭취를 절대 금한다. 대신 사과, 당근, 셀러리, 시금치, 상추를 간 녹즙을 하루 13잔 정도 마시게 한다. 그러면 내부 환경과 신진대사 효율이 빠르게 최대치로 올라간다.

녹즙은 체내 나트륨과 칼륨의 이온 균형을 맞추는 데 효과가 있다. 환자의 몸속에는 나트륨이 많아서 세포 내 수분 함량도 높다. 환자의 몸이 붓는 것도 이러한 까닭이다. 세포가 수분 함량이 높으면 세포 안에 있는 미토콘드리아mitochondria가 제대로 에너지를 만들어내지 못해 늘 기운이 부족하고, 병에 걸려도 잘 낫지 않는다.

빠른 해결책은 세포 속 미토콘드리아를 강화하면 된다. 칼륨이 풍부한 녹즙을 마시면 세포 내 나트륨을 제거하고 세포 기능을 정상화할 수 있다. 미토콘드리아를 강화하는 식사를 택하면 기력이 없던 암 환자도 기운을 낸다.

거슨의 암 환자는 하루 13잔의 녹즙을 마셨지만, 우리나라의 암 환자는 증세에 따라 5~7잔만 마시는 것을 권장한다. 건강한 일반인이라면 2~3잔 정도 마시는 게 적당하다. 사과, 당근, 케일, 상추, 셀러리 등을 갈아서 한 잔 마시고 자면 다음 날 부기가 빠져 있는 걸 느낄 수 있다. 현재 대한제암거슨의학회는 우리나라 실정에 맞는 거슨 요법을 개발하고 전파하는 데 최선을 다하고 있다.

간 회복을 돕는 다양한 자연 음식

과일과 채소의 다양한 식물 영양소는 항산화 기능이 있어서 간을 건강하게 만들어준다. 포도의 레스베라트롤, 사과의 케르세틴, 토마토의 라이코펜, 안토시아닌 등이 대표적이다. 이런 성분 덕분에 만성 피로에 시달리는 직장인도 오전에 과일 3개만 먹으면 몸이 가뿐해지는 것을 느낄 수 있다. 물론 과일량을 늘리면 그만큼 간 기능도 빠르게 회복된다.

그 외에도 간의 해독을 돕는 데 탁월하다고 알려진 식품으로는 밀크시슬이 유명하다. 밀크시슬의 주성분은 실리마린sily-marin인데, 간 해독 2단계 과정에 필요한 글루타티온을 증가시킨다. 글루타티온은 세포에 존재하는 항산화 물질로 많을수록 건강에 좋다. 세포의 Nrf2는 효소가 활성화되면 글루타티온이 몇만 배 늘어나기도 한다. 과일 섭취가 어려운 사람에게는 밀크시슬 간 영양제를 추천한다.

카레를 즐겨 먹는 인도인은 위암 발생률이 우리나라보다 낮다. 헬리코박터균에 감염된 인도인과 한국인이 있다면 인도인이 더 건강할 것이다. 그 이유는 항산화 물질 중에서도 효과가 뛰어나기로 소문난 커큐민이 카레에 들어 있기 때문이다. 커큐민은 담즙의 분비를 촉진하고 알코올 분해에도 도움을 준다. 식사할 때 강황 가루를 함께 먹으면 효과를 볼 수 있다.

공복 과일 습관과 녹즙은 간 해독의 가속도를 높여준다. 3주 정도 과일과 녹즙을 먹으면 피부가 맑아지고 아침에 일어나기도 쉬워진다. 과일과 녹즙, 채식 위주의 식단으로 지친 간에 건강을 선물하자.

POINT

**매일 과일 6개, 녹즙 3잔, 밀크시슬과 강황으로
간을 건강하게 만들 수 있다.**

경이로운 열매의
9대 영양소

30세 이민영 씨는 프리랜서로 일하느라 식사 시간이 매우 불규칙한 데다 주로 빵과 라면으로 끼니를 때웠다. 그러다 어느 날부터는 머리가 멍하고 집중도 잘되지 않았다. 피로감이 너무 심하고 체력이 떨어져서 고민이었는데, 식사를 바꿔야 한다는 지인의 말을 듣고 아침 식사만큼은 과일로 챙겨 먹으려고 노력했다. 야근을 하고 오후에 일을 시작할 때도 첫 식사는 꼭 과일로 했다. 열흘 정도 지나자 머리가 멍했던 증상이 줄고, 아침에 일어나는 것도 한결 수월해짐을 느꼈다.

열매에는 9대 영양소가 가득하다

실험실에서 배양하는 세포가 먹는 밥은 다양한 아미노산, 무기질, 비타민, 당, 지질 등의 영양소에 우태牛胎혈청FBS, fetal bovine serum을 넣은 수많은 성분으로 이루어져 있다. 인위적으로 만들어 낸 영양소만으로는 부족해 생명체인 송아지의 혈청 성분을 더한 것이다. 세포는 배양액의 영양을 흡수해 무럭무럭 자란다.

그런데 만약 세포에 라면 추출물이나 스팸 추출물, 햄버거 추출물 같은 것을 멸균해서 배양액으로 주면 어떻게 될까? 세포는 영양 결핍으로 전부 죽을 것이다. 우리는 한 끼 식사로 실험실 세포와 비교하면 형편없는 영양소를 먹고 있다. 현대인은 풍요로운 식문화를 일궜지만 영양 결핍 상태이고, 영양 불균형과 몸 안에 가득한 독소 때문에 온갖 질병에 시달리고 있다.

자연은 우리에게 완벽한 영양을 보증하고 있다. 열매는 크게 9대 영양소를 담고 있는데, 탄수화물, 지방, 단백질, 비타민, 미네랄, 식이섬유, 식물 영양소, 효소, 수분이 그것이다. 종류로 계산하면 1000가지가 넘을 수도 있다. 이것저것 분석하기보다 생명이 담긴 음식 자체로 이해하는 것이 더 적합하다.

과학과 의학이 발달하면서 유전자뿐만 아니라 수많은 것을 분석했지만, 여전히 질병과 환자는 늘고 있다. 더군다나 후성유전학의 발달로 유전자를 초월해 다양한 환경적 요인들이 생명에 더 중요하다는 사실도 알게 됐다. 주식으로 먹는 밥이나 빵, 고기, 우유 같은 음식에는 많은 영양소가 결핍되어 있어서 영양의 불균형과 신진대사에 문제가 온다.

열매는 주로 과일과 견과류를 뜻한다. 이 음식에는 3대 영양소인 탄수화물, 지방, 단백질이 각 열매에 맞게 최적화되어 있다. 과일에는 100g당 약 5~15%의 당분이 있다. 사람들은 과일의 당을 걱정하지만, 과일은 인슐린 저항성과 당뇨병을 유발하지 않는다.

과일에는 과당과 포도당, 자당이 균형 잡혀 있고, 수분과 식이섬유 덕에 혈당에 전혀 문제를 일으키지 않는다. 만약 쌀밥으로 100g을 먹는다면 당분 50~60g 정도를 먹게 된다. 이는 과일약 500g 정도 당질의 양이다. 단백질과 지방은 견과류에서 충분히 얻을 수 있다. 아몬드 28g(1회분 25알)을 먹으면 단백질 6g, 지방 14g을 얻을 수 있다. 캐슈너트 28g을 먹으면 단백질 5g, 지방 8g을 얻을 수 있다. 견과류를 통해서도 얼마든지 양질의 단백질과 식물성 불포화지방산을 얻을 수 있다.

포유류의 젖에는 갓 태어난 새끼에게 가장 적합한 비율의 영양 성분이 들어 있다. 아기를 무럭무럭 자라게 하는 모유에도 역시 균형 잡힌 영양이 들어 있다. 모유 100ml에는 당분 7g, 지방 4.4g, 단백질 1g이 들어 있다. 갓난아기가 하루에 500ml 정도의 모유를 먹는다고 가정하면 단백질 5g, 지방 20g, 당분 35g

정도를 섭취한다. 성인이 한 끼 식사를 통해 하루 한 접시 과일과 하루 분량의 견과류를 섭취하면 얻을 수 있는 영양 성분이다. 쌀밥 한 공기보다 훨씬 더 균형 잡힌 영양이다.

결핍되면 생명에 문제가 되는 효소의 재료들

생명체는 탄수화물, 단백질, 지방만으로 작용하지 않는다. 음식이 에너지가 되려면 효소와 조효소助酵素가 꼭 있어야 하는데, 비타민과 미네랄이 효소와 조효소의 원료가 된다.

비타민과 미네랄이 부족하면 세포 기능과 신진대사에 문제가 생긴다. 비타민 A가 부족하면 세포 재생과 분열이 잘 되지 않고, 비타민 B3(니아신)가 부족하면 피부 질환과 뇌 성장에 문제를 일으킨다. 자폐 스펙트럼, ADHD나 조현병 등 뇌 질환이 있는 사람들에게 비타민 B3를 섭취하도록 하자 상태가 호전되는 경우가 많다.

당뇨병의 경우 크롬이나 아연, 망간, 칼륨, 마그네슘, 셀렌 같은 미네랄이 부족하면 더 심해진다. 특히 다양한 미네랄이 균형 있는 비율로 유지될 때 신진대사가 좋아진다. 칼슘과 인의 밸런스가 깨지면 자율신경에 불균형이 오고, 칼슘과 마그네슘의 균형은 인슐린 저항성과 연관이 된다. 칼슘과 칼륨의 균형은 갑상샘의 활력을 지켜준다. 나트륨과 마그네슘의 균형은 부신 건강에 영향을 미친다.

비타민과 미네랄이 부족한 정제 탄수화물 위주의 식사를 계속하면, 몸은 제발 불균형을 알아달라고 호소한다. 당뇨병, 고혈압, 심혈관 질환, 암 같은 만성질환에 시달리는 상태 이전에 불균형이 먼저 찾아온다. 질병이 있는 환자의 모발을 검사해 보면 미네랄의 균형이 심각하게 깨져 있음을 알 수 있다.

열매에는 우리가 알고 있는 비타민과 미네랄뿐만 아니라 식물 영양소와 효소, 식이섬유와 수분까지 완벽한 영양이 담겨 있다. 식물 영양소는 색이 진한 과일과 채소에 많이 함유되어 있는데, 과학자들이 매우 관심을 보이는 중요 항암 성분이다. 백혈구의 작용을 돕고 암세포의 성장과 전이를 막아주는 것으로 알려져 있다.

포도에 들어 있는 레스베라트롤resveratrol은 혈관을 튼튼하게 해주고, 프로안토시아니딘proanthocyanidin은 비타민 C의 50배, 비타민 E의 1000배 강한 항산화력을 가진 것으로 알려졌다. 사과는 장수 유전자 피세틴과 근육 강화에 중요한 우르솔산까지 있어서 대표적인 장수 음식이다.

그리고 미처 다 알아내지 못한 식물의 수많은 영양소가 있다. 과일의 효소는 체내 소화 효소와 대사 효소를 적게 소모한다. 과일 식사와 밥, 빵 중심의 식사는 효소 소모량에 있어서 현격한 차이가 있다. 과일 식사 후에는 식곤증이 없는데, 이는 소화에 몸 안의 효소를 낭비하지 않기 때문이다. 효소가 낭비되지 않는 식사는 노화를 늦추고 질병을 예방한다. 만약 식후에 식곤증이 심하다면 효소 낭비가 심하다고 볼 수 있다.

과일의 식이섬유는 건강한 장내 환경을 만들고 변비를 예방해 준다. 변비는 독소를 쌓이게 만드는 원인으로 반드시 해결해야 건강한 몸이 될 수 있다. 독소는 다양한 염증을 만들기도 하고 장내 유해균을 증가시켜 면역과 우울증, 뇌 질환 문제를 일으킬 수 있다.

체내 밸런스를 맞춰주는
최고의 해독제이자 최고의 영양제

과일의 수분은 몸속 환경의 균형을 잡아준다. 많은 질병이 산성 체질에서 오는데, 과일 식사는 약알칼리 체질로 바꿔준다. 육류와 계란, 생선 같은 동물성 단백질을 많이 섭취하면 몸은 산성화된다. 아미노산의 유황 성분이 체내에서 유산을 만들어내기 때문이다. 쌀과 같은 곡물도 마찬가지다. 인의 함량이 많아 인산을 생성한다. 인과 유황 성분이 많으면 산성 체질이 된다. 밥, 빵, 고기, 우유 중심의 식사를 하면 산성화 체질이 되기 쉽다. 더군다나 골다공증이 일어나기 쉬운 체질로 변하는데, 산성을 중화시키기 위해 뼈에서 칼슘을 분리하기 때문이다.

대표적인 알칼리 음식이 과일과 채소다. 과일은 신맛이 나니 산성이라고 생각할 수 있지만, 섭취했을 때 몸을 알칼리화 시켜준다. 과일 속에는 칼륨과 나트륨, 칼슘, 마그네슘 같은 미네랄이 산성으로 만드는 인과 유황 성분보다 훨씬 많기 때문이다. 인체의 혈액 pH는 7.35~7.45 정도의 약알칼리성이 정상이다. 산 염기 균형은 갑상샘 기능, 안정적인 혈당, 심혈관 건강과 면역력 등을 유지하는 데 필수다.

견과류에는 심혈관 질환, 염증, 뇌 건강에 필수인 불포화지방산이 풍부하다. 특히 성장기 어린이나 두뇌 건강이 중요한 청소년들은 반드시 오메가-3 지방산이 있어야 한다. 견과류에는 DHA, EPA, 리놀렌산 등으로 구성된 불포화지방산이 풍부해 꼭 챙겨 먹어야 할 건강 음식이다.

들깨, 아마씨에도 몸에 꼭 필요한 좋은 지방이 많다. 심혈관 질환이나 염증 질환이 있다면 과일이나 채소만 먹을 것이 아니라 견과류, 씨앗류를 통해 건강한 기름을 채워주는 것이 중요하다. 네덜란드 마스트리흐트대학교 연구진이 성인 12만여 명을 대상으로 연구하고 2015년에 발표한 논문에 의하면, 하루에 견과류 10g만 섭취해도 암과 심혈관 질환으로 인한 사망률이 줄어든다고 한다. 대규모 간호사 건강연구 결과로는 하루 28g의

마카다미아 섭취로 심혈관 질환이 30~50% 줄어들었다고 한다. 견과류에는 남성들의 영양제라고 하는 아르기닌이 풍부해 혈관 기능에 도움이 되고, 숙면 호르몬으로 알려진 멜라토닌 합성을 3배 증가시켜 숙면과 세포 성장에도 도움이 된다.

열매의 9대 영양소는 탄수화물, 지방, 단백질, 비타민, 미네랄, 식이섬유, 식물 영양소, 효소, 수분이다.

4장

장腸 건강법:

장내 독소 제거,
바나나똥이 먼저다

내 배 속에 함께 사는 미지의 존재들

24세 최혜지 씨는 연예인 지망생이다. 체중 관리를 위해 적게 먹고 운동도 열심히 한다. 그런데 살이 잘 안 빠진다. 적게 먹어서 변비도 생겼다. 반면 남동생은 뭐든지 잘 먹는데도 살이 안 찐다. 누가 봐도 건강하다. 도대체 뭐가 문제일까? 지혜 씨는 일단 변비 해결을 위해 배고플 때마다 과일을 먹기 시작했다. 살아 있는 자연의 열매는 칼로리를 계산할 필요도 없다고 해서 마음껏 먹었다. 그러자 신기하게도 변비가 해결되고 체지방도 한 달 만에 2.5kg이나 빠졌다. 근육 손실은 전혀 없었다.

혈관으로 스며드는 대장 독소

대변이 장에 오래 머물면 혈관으로 독소가 흡수되고 간에 전달되어 간은 독소 창고가 된다. 대변은 약 70%가 수분이며 나머지는 소화된 음식의 찌꺼기와 소화되지 않은 음식, 죽은 장내 세균과 세포로 구성되어 있다.

과일, 채소를 많이 먹은 날과 고기를 많이 먹은 날은 변의 느낌이 조금 다른데, 이는 먹은 음식에 따라 변의 모양과 냄새가 달라지기 때문이다. 특히 고기의 단백질 대사 과정에서 나오는 암모니아, 인돌, 스카톨 성분은 악취를 만들고, 장내에 계속 남아 있으면 혈관으로 스며든다.

장내 노폐물은 다른 장기에 영향을 끼친다. 가까이에 있는 간, 쓸개, 신장, 폐는 물론이고 뇌처럼 멀리 있는 장기에도 영향을 준다. 노폐물의 독소가 간으로 가면 지방이 잘 분해되지 않는다. 그러면 장기 사이에 있는 장간막에 내장지방이 쌓이고, 순환이 잘되지 않아 허리둘레가 점점 늘어난다. 이전과 다르게 허리둘레가 급격히 늘어났다면 반드시 간과 대장의 상태를 점검해 볼 필요가 있다.

세계 최고의 위장 전문의 신야 히로미는 육류 섭취가 많은 서양인의 장 점막은 딱딱하고 울퉁불퉁한 특징이 있다고 했다. 그는 미국과 일본을 오가며 장 모습을 관찰한 결과, 먹는 음식에 따라 장의 길이와 장 점막의 모양이 다르다는 결론을 내렸다. 서양인의 장이 원래 동양인보다 짧은 게 아니라, 육식 위주의 식사를 계속 이어가면서 짧아졌다는 것이다. 동양인도 동물성 단백질 위주로 식사를 하면 장의 모습이 서양인처럼 점점 짧아진다. 요즘 다섯 명 중 세 명이 가지고 있다는 대장 폴립(용종)은 독소가 원인이며, 그 배경에 과다한 동물성 단백질 섭취가 있다.

장 건강을 위한 여섯 번째 필수 영양소

대장 폴립과 대장암의 발병 빈도가 높아지자, 세계보건기구에서는 그 원인을 찾기 시작했다. 그리고 현대인은 단백질을 과다 섭취하는 반면 식이섬유 섭취는 너무 적다는 결론을 내렸다. 세계보건기구는 식이섬유를 대장에 꼭 필요한 여섯 번째 영양소로 지정하고, 하루에 25g 이상 섭취할 것을 권고하고 있다. 하루에 과일 3개를 먹고, 점심과 저녁 식단에 싱싱한 채소를 1~2개 포함하면 충분히 가능한 양이다.

세계보건기구의 권고처럼 과일과 채소 섭취는 질병을 예방하는 식사법이다. 고기를 먹기 전에 효소가 풍부한 파인애플이나 배를 먼저 먹으면 소화가 잘된다. 과일 효소가 직접적으로 위와 간의 대사를 돕기 때문이다. 어떤 사람은 술을 마실 때 과일

안주를 먹으면 다음 날 술이 빨리 깨는 것을 느끼기도 한다. 이는 과일이 간 해독 기능과 긴밀한 상관관계가 있음을 보여주는 사례다.

우리는 장내 미생물과 공생한다

대장의 건강 상태는 장내 세균총의 구성과 밀접한 관련이 있다. 장 속에는 300~400종의 세균이 균형을 이루며 살아가고 있다. 이 균들은 몸에 필요한 유익균과 유해균 그리고 중간균으로 나뉘는데, 우리에게 익숙한 비피두스균이나 유산균은 유익균이고, 웰치균이나 포도상구균, 대장균은 유해균이다. 중간균은 장내 환경에 따라 유익균이 되기도 하고 유해균이 되기도 한다. 유익균이 많고 유해균이 적을수록 장내 환경은 건강하다.

장내 세균은 우리 몸의 면역 건강을 직접적으로 관리한다. 유해균이 많으면 면역 세포가 잘 만들어지지 않아 아토피나 크론병 같은 자가면역질환이 생길 수 있다. 변비로 장내 독소가 넘치는 상태에서는 유익균이 생존하기 어렵다. 유산균 제제를 매일 챙겨 먹는 것보다 유익균이 늘어날 수 있는 환경을 조성하는 게 장 건강의 핵심이다.

장 건강을 빠르게 회복시키는 방법은 매우 간단하다. 오전에 밥이나 빵, 시리얼처럼 소화 효소가 필요한 음식 대신 과일 3개를 먹으면 된다. 과일 영양소는 몸이 노폐물을 배출하는 데 도움을 줘서 변비를 예방한다. 변비가 해결되면 몸에 독소가 쌓이지 않게 되고, 독소가 없으면 피부가 자연스레 좋아진다. 과일과 장내 면역력의 상관관계에 대해서는 뒤에서 더 자세히 다뤄 보자.

POINT

우리 몸은 장내 미생물 없이 건강할 수 없다.

장을 두 번째 뇌라고
부르는 이유

49세 최여정 씨는 최근 10kg이나 늘어난 몸무게 때문에 스트레스를 받고 있다. 당장이라도 굶어서 살을 빼고 싶지만 그럴 수는 없다. 궤양성 대장염이 있어서 식사를 거르거나 스트레스를 받으면 증세가 심해지기 때문이다. 그러던 중 우연히 도서관에서 장을 제2의 뇌라고 부르는 책을 읽게 되었다. 심지어 그 책은 장에서 행복을 느끼게 하는 호르몬이 분비된다고 한다. 여정 씨는 그동안 장을 너무 막대했던 게 아닌가 반성하며, 책에 나온 대로 과일 채소 식습관을 실천하기로 했다.

장은 뇌보다 똑똑하다

현대 의학에서는 장을 '제2의 뇌'라고 부른다. 실제로 장은 발생학적인 측면에서 뇌와 기원이 같다. 마치 뇌처럼 신경계가 있어서 독자적으로 움직인다. 예전 의학계는 몸은 뇌의 지배를 받으며 장도 그 일부라고 믿었다. 장이 뇌의 명령을 받지 않고 독자적으로 일한다는 사실이 알려진 건 미 컬럼비아대 의대 마이클 거숀 교수팀에 의해서다.

거숀 교수는 30년 동안 입, 식도, 위, 소장, 대장에 이르는 소화기계를 연구한 결과, 장에 있는 1억 개의 신경세포가 뇌와 상관없이 작동한다고 발표했다. 뇌의 신경계가 잘려도 소화기의 신경계는 스스로 움직인다는 것이다. 기존 의학계는 이 충격적인 발표를 믿지 못했다. 거숀 교수팀도 의학계의 이단아 취급을 받았다.

그러나 우리 몸에 음식물이 들어오면 소화 효소가 나도 모르게 분비되고, 100미터에 달하는 소화기 신경계가 알아서 움직인다는 연구 결과가 여기저기서 보고되기 시작했다. 특히 뇌사 상태에 빠진 식물인간의 소화기 운동은 장이 제2의 뇌라는 사실을 입증하기에 충분했다.

벨기에 루벤가톨릭대 패트리스 캐니 교수도 "우리는 대장을 믿는다"라며 장 연구의 미래와 그 가치에 대한 믿음을 드러냈다. 미국의 생화학자 롭 나이트도 유명 과학 학술지 〈네이처〉에서 장 연구가 줄기세포 연구만큼이나 유망한 분야라고 했다. 과학자들에게 장은 더 이상 배출 기능만 담당하는 수동적인 기관이 아니라 뇌만큼 똑똑한 능동적 기관이다.

과학자들의 말처럼 장이 두뇌와 같다면, 우리가 매일 먹는 음식에 대해서도 이제 다른 눈으로 바라볼 필요가 있다. 우리는 뇌에 좋은 영양소를 매우 높게 평가하는 경향이 있다. 사람들이 일반 우유보다는 DHA가 함유된 우유를 고르는 것도 같은 까닭이다. 그렇다면 이제 장을 위해서라도 먹는 음식에 까다로워지자. 뇌를 위해 더 좋은 음식을 고르듯, 장에 좋은 음식이 무엇인지 고민하자. 두 번째 뇌에도 DHA만큼이나 안전하고 고급스러운 영양소가 필요하다.

현대인에게 흔한 장내 질환

장은 배출 기능뿐만 아니라 인체 면역 기능의 70% 이상을 담당한다. 특히 약 7m에 이르는 소장은 영양소 흡수와 면역 기능의 핵심이다. 소장은 부드럽게 윤이 나는 융모를 가지고 있으며, 장내 주름을 다 펴면 약 $200\,m^2$ 넓이로 60평대 아파트만 한 크기다. 이렇게 넓은 장의 융모 속에서 면역 세포가 만들어진다.

소장은 다양한 음식물이 흡수되는 곳이기에 면역력이 낮으면 세균이나 바이러스에 쉽게 감염될 수밖에 없다. 소장 점막이 건강하지 않을 때 외부 독소가 들어와 탈을 일으키는 증상이 장 누수 증후군이다. 과민 대장 증후군 등 일상생활에 불편함을 주는 질환들 역시 패스트푸드나 지나친 육류 섭취 등으로 영양 균형이 깨졌을 때 장 점막이 약해지면서 발병한다.

궤양성 대장염이나 크론병 같은 자가면역질환도 장 면역력이 약해졌을 때 생기는 병이다. 자가면역질환은 1980년대까지만 해도 희귀 난치성 질환으로 분류되었는데, 2010년 이후로는 매우 흔한 병이 되었다. 모두 지나친 가공식품과 패스트푸드로 장을 혹사했기 때문이다.

우울한 사람일수록 장 건강부터 챙겨라

장에서는 수많은 물질이 분비된다. 소장은 탄산수소 나트륨과 점액을 분비하여 위의 산성 물질을 중화시키고, 여러 소화 효소가 있는 장액을 하루에 약 3리터나 분비한다. 또한 20가지의 다양한 호르몬을 만들어내는데, 그간 뇌에서 생성된다고 알려졌던 세로토닌serotonin이 장에서 더 많이 나오는 것으로 최근 밝혀졌다. 실제로 세로토닌의 95%는 소화 기관에서 만들어지며 나머지 5%만 뇌에서 나온다. 신경계를 통해서만 분비되는 세로 토닌이 장에서 나온다는 것은, 장이 두 번째 뇌라는 사실을 입증 한다.

세로토닌은 평안함과 집중력을 높여주는 행복 호르몬이다. 흔히 행복이라고 하면 엔도르핀endorphin을 떠올리는 사람이 많 은데, 엔도르핀은 격정적이고 쾌락적인 상황에서 나오는 중독 성이 강한 호르몬이다. 마약이나 도박의 늪에 빠진 사람들이 헤 어 나오기 힘든 이유도 강한 엔도르핀을 맛보았기 때문이다.

반면 세로토닌은 일상적이고 안정적인 상황에서 분비된다. 강아지와 산책을 하거나 좋은 음악을 들으며 일할 때, 고요한 곳 에서 의자에 앉아 석양을 바라볼 때 세로토닌이 주는 소소한 행 복을 느낄 수 있다.

세로토닌 연구는 심신 의학에서도 관심을 두는 분야다. 아 이가 배탈이 났을 때 엄마가 배를 문질러주면 금세 낫고 기분이 좋아져 잠을 잘 잔다. 엄마의 손길이 닿은 장에서 세로토닌이 분 비되었기 때문이다. 우울증에 걸린 사람도 마찬가지다. 우울증 에 걸린 사람들의 장을 살펴보면 불규칙한 식습관과 인스턴트 식품 등 자극적인 음식으로 장 건강이 안 좋은 경우가 많다. 이 때 건강한 식단으로 바꾸고 식사 시간도 일정하게 맞추면 증상 이 호전되는 경우가 있다.

참고로 세로토닌은 아미노산인 트립토판과 각종 효소 반응을 통해 만들어지며, 식물 영양소와 식물성 단백질이 풍부한 과일, 견과류, 채소 등을 섭취하는 게 좋다.

장이 건강하면 행복 호르몬인 세로토닌의 분비가 활발해진다.

내 몸에 남의 똥을
허락하지 말라

70세 박영자 씨는 어린 시절부터 만성 변비였다. 일주일에 두 세 번 화장실에 갔는데, 누구나 다 그런 줄로만 알았다. 몸은 늘 무겁고 찌뿌둥하고 잔변감이 있었다. 항상 변비약을 먹었고, 급할 땐 관장기도 썼다. 그러다 오랜 친구에게 3일 동안 과일 식사만 하면 변비가 사라진다는 이야기를 듣고 그대로 해보았다. 이틀째 저녁부터 몸에 신호가 오더니, 쾌변에 성공했다. 무엇보다 잔변감이 사라져서 행복했다.

똥을 이식하는 시대

남의 똥을 이식하는 시대가 왔다. 피가 부족하면 수혈을 하고 장기가 망가지면 장기 이식을 한다. 그런데 더럽고 쓸모없는 줄로만 알았던 똥을 이식하는 시대가 오다니 놀랍기만 하다. 2012년 미국에서 처음 대변 이식이 시작되었고, 우리나라에서도 2013년 서울성모병원에서 처음 시행했다.

난치병이었던 위막성 대장염 환자에게 대변 이식을 했더니 치료율 90%를 보였다. 2012년 위막성 대장염 환자에 관한 미 미네소타대학과 호주 소화기질환센터의 공동연구 결과를 〈네이처〉에 발표했다. 위막성 대장염은 장에 위막(거짓 막)을 만들어 심한 장염을 일으키는 질환이다. 항생제 치료 후 생기는 합병증으로 원인은 클로스트리듐 디피실리균clostridium difficile이다.

이 균에 감염되면 장염, 설사, 복통 등의 증상이 나타나고, 항생제로 유익균이 초토화된 상황이라 치료가 어렵다. 미 질병통제예방센터cDc에 따르면, 65세 이상 고령층이 감염되면 한 달 안에 10%가 사망하는 것으로 알려졌다. 현재 우리나라도 클로스트리듐 디피실리 감염 시 대변 이식을 통해 치료하고 있다. 그 외에도 크론병, 알레르기 질환 등의 염증성 질환에 사용될 전망이다. 유익균이 부족한 장내 환경은 자폐증, 우울증, 파킨슨병, 암 등 다양한 질병과 연관성이 높다는 연구 결과도 있다.

대변 이식수술을 하려면 대변 은행이 필요하다. 혈액은행이나 정자은행처럼 장내 미생물을 보관해 두었다가 환자에게 바로 이식한다. 최초의 대변 은행은 2012년 미 보스턴에 설립된 오픈바이옴openbiome으로 세계 최대 규모다. 이후 전 세계적으로 대변 은행이 빠르게 개설되고 있고, 우리나라도 골드바이옴이라는 회사가 있다.

대변 은행은 기증으로 운영되는데 건강한 대변으로 인정받는 비율은 4~5% 정도다. 대변 이식으로 사망한 사례가 있어서 FDA는 더 엄격한 기준을 제시하고 있다. 만약 기증자의 건강 상태가 나쁘면 환자에게 오히려 나쁜 영향을 끼칠 수 있기 때문이다. 대변 기증자는 건강 상태를 꼼꼼하게 확인해야 한다. 흡연이나 음주 유무, 과거의 병력, 바이러스 감염 여부, 기생충 검사 등에서 합격점을 받아야 기증할 수 있다. 비만이나 고혈압, 변비, 설사가 있는 경우에도 기증이 어렵다. 오픈바이옴에서는 기증자에게 100g당 40달러 정도를 주는데, 이는 건강한 식습관과 좋은 섬유질 섭취, 운동 등 기증자의 철저한 관리가 필요하기 때문이다.

장내 미생물은 미래 신약

대변 이식을 넘어 장내 미생물은 미래 신약으로 큰 주목을 받고 있다. 빌 게이츠와 오바마 대통령은 미래 중요한 신약으로 마이크로바이옴microbiome(미생물과 생태계)을 꼽았다. 세레스 테라퓨틱스가 개발한 '보우스트'라는 제품은 FDA로부터 세계 첫 경구용 마이크로바이옴 치료제로 승인받았다.

우리나라 식약처에서도 그간 의약품 분류에 속하지 않았던 생균 치료제를 생물의약품에 추가하는 개정안을 준비하고 있고, 한국바이오협회는 2027년 전 세계 마이크로바이옴 시장을 1조 9000억 원 규모로 추정한다. 미국과 국내 모두 마이크로바이옴 신약을 만들기 위한 투자와 관심이 지속해서 증가하고 있다. 국내에서는 다양한 기업이 뭉쳐 '마이크로바이옴 신약기업 협의회'를 출범했고, 암과 치매, 자폐증 치료를 위해 마이크로바이옴 신약 개발에 매진하고 있다.

장내 미생물이 신약이 되는 이유는, 나빠진 장내 환경을 빠르게 바꿔주기 때문이다. 독소나 항생제가 많이 든 음식물 섭취로 유해균이 지나치게 증가한 환경을 디스바이오시스disbiosis(마이크로바이옴 불균형)라고 한다. 이는 각종 질병의 원인으로 최근 밝혀지고 있다. 크론병이나 궤양성 대장염 같은 직접적인 장 질환뿐만 아니라 자폐 스펙트럼, 치매, 파킨슨병 같은 뇌 질환도 디스바이오시스를 원인으로 주목하고 있다.

장내 미생물 신약은 유해균이 가득한 장을 건강한 미생물 상태로 되돌린다. 유익균은 유해균이 만들어낸 독소를 분해하고, 해독작용에 관여하는 담즙의 대사도 회복시킨다. 약으로 할 수 없는 일을 장내 미생물이 해주는 것이다.

사람과 공생하는 장내 미생물은 우리의 신진대사에 깊숙이 관여한다. 사람의 소화 효소가 분해하지 못하는 식이섬유를 소화시켜 비타민이나 단쇄지방산short chain fatty acids을 만들어 우리를 돕는다.

면역력에도 큰 영향을 미친다. 장내 미생물은 면역 세포가 적군과 아군을 구분할 수 있도록 돕는 역할을 한다. 미국 사르키스 마즈마니안 박사의 연구진은 장내 미생물이 면역 세포인 T세포의 성장에 필요한 신호를 보낸다는 것을 확인했다. 나이가 들면 면역력이 떨어지는 이유도 장내 미생물의 변화 때문이다. 2019년 영국 케임브리지대학교 바브러햄연구소에서는 나이 든 쥐와 어린 쥐의 장내 미생물을 분석해 장내 미생물의 다양성과 활동성이 나이가 들수록 떨어진다는 사실을 국제 학술지 〈네이처 커뮤니케이션즈〉에 발표했다.

내 몸이 늘 만드는 맞춤 신약

〈네이처〉에서는 장내 미생물의 유형을 마치 혈액형처럼 3종으로 분류했다. 박테로이데스bacteroides, 프리보텔라prevotella, 루미노코쿠스ruminococcus 이렇게 세 유형인데, 인종이나 혈액형과는 무관하고 식습관에 따라 결정된다.

박테로이데스 유형은 고기나 지방을 많이 먹는 사람에게서 발견된다. 소화 효소를 잘 만들어내고 비타민 B7을 만드는 효소를 생산해 피부병이나 우울증을 예방한다.

프리보텔라 유형은 채식 위주로 먹는 사람의 장에서 많이 발견된다. 장 점액을 분비하는 뮤신과 비타민 B1을 풍부하게 만들고 각기병을 예방한다.

루미노코쿠스 유형은 비만 세균으로 알려진 유형으로, 물만 먹어도 살이 찐다는 체질이다. 주로 식이섬유가 적은 고지방 식단을 먹는 사람의 장에서 발견된다. 이 미생물이 많으면 세포가 당분을 잘 흡수해 박테로이데스 유형보다 더 쉽게 살이 찐다.

내가 먹은 음식에 따라 서식하는 미생물의 종류가 달라진다. 사람이 기본적으로 먹어야 할 '자연에서 온 음식'을 섭취하면 장내 미생물은 신약까지 될 수 있다. 건강이 심하게 악화됐을 때만 응급처치를 위한 장내 미생물 신약이 필요하다. 클로스트리듐 디피실리 감염도 결국 지나친 항생제 사용 결과 탄생한 질병이다. 만약 평상시 장내 환경 관리가 잘 된다면 새로운 병은 생기지 않을 것이다. 내 몸이 건강한 장내 미생물을 만들 수 있도록 관리하는 것이 신약보다 더 중요하다.

건강한 장 속 환경은 장내 미생물이 좋아하는 식이섬유를 먹으면 만들 수 있다. 지구상에 존재하는 40만 종의 식물 중 먹을 수 있는 식물이 30만 종이다. 장내 미생물은 약 6만 종 정도의 섬유질 분해 효소를 가지고 있다.

장내 미생물의 균형은 유익균이 85% 이상 되면 건강한 상태라고 할 수 있다. 어떤 음식을 먹고 가스가 차거나 소화가 안 되는 이유는 내 몸속 미생물이 허약하기 때문이다. 장내 미생물의 균형이 사람마다 다르기에 음식에 대한 알레르기나 민감성이 생긴다. 알레르기는 가렵거나 두드러기, 붓는 증상이고 민감성은 복부 팽만, 가스, 소화불량, 설사, 피로 등의 증상을 말한다.

미국인 위장관 프로젝트의 롭 나이트 교수는 일주일에 30가지 정도의 식물을 다양하게 먹는 것을 추천한다. 건강한 미생물의 양도 중요하지만, 다양성이 더 중요하다. 여러 미생물이 만들어내는 다양한 효소와 영양 성분이 우리 몸을 지켜준다.

영국의 의학저널 〈랜싯〉은 섬유질이 대장암, 유방암과 식도암을 예방해 준다고 했다. 옥스퍼드대학교의 성인 6만 5000명을 대상으로 한 연구에서도 식물성 식단이 암 발병률을 낮춰준다는 결과가 나왔다. 그 외에도 심혈관 질환과 당뇨병, 뇌졸중, 알츠하이머 등 다양한 만성질환이 장내 환경과 크게 연관이 있다.

POINT

내 몸은 스스로 마이크로바이옴 신약을 만들어준다.

유산균 요구르트
꼭 마셔야 할까?

45세 김나영 씨는 얼마 전 홈쇼핑 채널을 보다가 가족의 장 건강을 위해 요구르트를 직접 만들어서 먹이고 싶은 마음에 요구르트 제조기를 샀다. 그런데 유산균 요구르트를 먹은 가족이 오히려 소화불량과 설사 등에 시달리는 모습을 보았다. 도대체 뭐가 문제였을까? 서점을 찾은 나영 씨는 건강서를 읽다가 우유를 포함한 모든 유제품이 장에 좋지 않다는 내용을 보았다. 장 점막이 딱딱하게 굳어서 암에 걸린 대장의 사진도 보았다. 나영 씨는 그제야 고개를 끄덕였다. 유산균을 먹은 뒤 바로 화장실에 가서 설사를 했던 이유가 바로 여기 있었다.

프로? 프리? 바이오틱스와 마이크로바이옴

장 건강에 유산균이 중요하다는 사실은 누구나 안다. 아침마다 돈을 주고 유산균 음료를 마시는 사람도 많고, 직접 만들어 먹는 사람도 많다.

그런데 우유와 유제품은 '완전 소화'가 되지 않아 우리 몸에 독소로 작용한다고 앞에서 여러 차례 말했다. 우유를 마신 사람의 장은 고기를 많이 먹은 사람만큼이나 울퉁불퉁하고 딱딱하게 굳어 있다.

유산은 젖산균이라고도 한다. 젖산균은 당류를 발효하여 에너지를 얻고 락트산을 생성하는 세균의 총칭이다. 락토바실러스lactobacillus, 락토코커스lactococcus, 비피도바테리움bifidobacterium 등이 대표적이다. 그렇다면 우리가 흔히 듣는 프로바이오틱스나 프리바이오틱스는 무엇일까?

프로바이오틱스는 'pro(~에 호의적인)'에 'biotics(생물의, 생물에 관련된)'를 합성한 단어다. '건강에 도움을 주는 살아 있는 균'이라는 뜻이다. 프리바이오틱스는 'pre(이전의, 미숙한)'에 'biotics'를 합성한 단어로 '대장 내 미생물의 먹이'를 뜻한다. 한 번쯤 들어보았을 법한 올리고당류(프락토올리고당, 갈락토올리고당, 대두올리고당 등)와 락툴로오스lactulose, 락티톨lactitol, 자일리톨xylitol 등이 있다. 최근에는 유산균과 유산균이 증식할 수 있는 먹이를 함께 제조한 신바이오틱스synbiotics 제품도 시중에 판매되고 있다.

　마이크로바이옴은 미생물군집microbiota과 게놈genome을 합친 말로 인체에 서식하는 미생물의 유전정보 전체나 미생물 자체를 뜻한다. 마이크로바이옴은 주로 신약 개발에 많이 쓰이며, 식품이나 화장품 개발에도 사용된다. 최근에는 프로바이오틱스보다 장 마이크로바이옴이라는 단어를 더 많이 사용하는 추세다.

　그런데 이렇게 제조된 프로바이오틱스를 먹어도 몸에 이상이 없을까? 결과적으로는 괜찮다. 하지만 인위적이다. 조금만 생각해 보면 그럴 필요가 없다는 걸 느낄 것이다. 우리 몸의 세포가 성장과 분열을 반복하듯, 장내 약 100조 개의 미생물도 자연스럽게 증식한다. 매일 비싼 유산균 제제를 사 먹을 필요도 없고, 귀찮게 유산균 요구르트를 만들어 먹지 않아도 된다. 유산균의 먹이가 되는 올리고당과 식이섬유가 풍부한 음식을 먹으면 된다.

　올리고당은 포도당이나 과당 등의 다당류가 2~10개 결합한 당분이 들어 있는 물질이다. 채소나 과일에 함유되어 있으며, 식이섬유처럼 소화가 잘 안된다. 올리고당을 함유한 식품으로는 우엉, 양파, 양배추, 아스파라거스, 벌꿀, 바나나, 감자, 포도, 마늘, 옥수수, 사탕수수 등이 있다. 이처럼 과일과 채소에는 장내 유익균을 증가시킬 수 있는 성분이 풍부하므로 굳이 돈을 내고 유산균을 사 먹을 필요는 없다.

유산균 증식을 돕는 오전 과일 3개

사람의 소화 효소는 식이섬유를 소화할 수 없지만, 내 몸에 사는 또 다른 생명체인 장내 미생물들은 이 일을 훌륭히 해낸다. 미생물들이 식이섬유를 먹고 비타민 B1, B2, B6, E, K를 생성해 낸다. 내 몸과 장내 미생물이 상호 작용하여 비타민을 만들어내다니 얼마나 놀라운 자연의 조화인가.

이렇게 몸의 질서를 잡아주는 식사법만 선택해도, 몸에 필요한 모든 물질이 스스로 만들어진다. 매일 호흡하고, 혈액이 순환하고, 세포가 만들어지는 건 내 몸속에 자연이 들어 있다는 증거다.

자연이 조화롭게 돌아갈 수 있도록 내가 해야 할 일은 오직 오전 과일 3개를 먹는 식습관이다. 1개만 먹어도 좋지만, 기왕이면 3개를 먹을 때 가장 효과가 좋다. 직접 체험해 보면 왜 3개를 먹어야 하는지 쉽게 알 수 있다.

장내 미생물들의 균형을 바로잡으면 콜레스테롤 수치도 내려간다. 2011년 캐나다에서 114명을 대상으로 락토바실러스 루테리를 첨가한 요구르트를 먹이며 실험을 진행한 결과, 6주 만에 LDL 콜레스테롤이 평균 8.91% 낮아졌다. 과일이나 채소가 아니라 요구르트를 가지고 진행했다는 점이 아쉽지만, 유산균이 지방 대사에 어떤 영향을 미치는지 알 수 있는 실험이다.

이처럼 장내 유익균은 우리에게 많은 걸 선물해 준다. 고지혈증을 치료하고 지루성 피부염도 낫게 해준다. 지루성 피부염 때문에 늘 스테로이드 연고를 발라야 했던 30대 초반 여성이 오전 과일 3개를 1개월 동안 먹은 뒤 가려움증이 사라진 사례도 있다.

녹즙과 발효 식품은
장내 유익균을 돕는다

발효 식품은 그 자체가 좋은 균을 통해 만들어진 음식이다. 낫토, 청국장, 된장, 천연 효소를 활용한 발효 식품 등이 여기 속한다. 청국장이나 된장은 높은 온도 때문에 균이 죽지만, 그 균들의 사체 역시 유익균의 먹이가 된다.

부기나 변비가 심해서 장의 독소를 빨리 제거하고 싶다면 거슨연구소의 녹즙을 활용해 보는 것도 좋다. 사과, 당근, 상추, 케일, 셀러리 등을 갈아 만든 과채즙은 풍부한 칼륨을 제공해서 체내 나트륨 수치를 낮춰준다. 녹즙으로 몸속 미네랄 균형을 잡으면 장과 건강이 빠르게 회복된다.

프로바이오틱스와 프리바이오틱스는 분명 장내 유익균을 늘리는 데 도움을 준다. 하지만 인위적으로 만들어진 영양제에 특별한 의미를 부여하는 건 금물이다. 일시적으로 도움은 받을 수 있으나, 질병의 근본적인 원인은 오직 자연이 선물한 과일과 채소를 통해서만 고칠 수 있다.

값비싼 유산균 제제보다 오전 과일 3개가 더 장 건강에 좋다.

나쁜 세균은
사람을 살찌게 한다

38세 박지현 씨는 과민 대장 증후군으로 늘 장이 불편하다. 갑작스레 배가 아파 화장실을 찾는 경우가 잦고, 조금만 간이 센 음식을 먹으면 속이 아파 종일 고생한다. 그런데도 살이 찌는 건 도대체 어찌 된 영문인지 이해하기 힘들다. 이 고민을 들은 직장 동료 김 과장은 장에 나쁜 세균이 많은 게 아니냐며 과일·채소식 3주 프로그램을 추천했다. 농림축산식품부에서 인증한 프로그램이라고도 했다. 김 과장의 조언에 따라 매일 오전 과채즙을 만들어 먹기 시작한 지현 씨는 일주일 만에 장이 편해지면서 살이 빠지는 것을 느꼈다.

내 몸속에 비만 세균이 있다

사람의 몸에는 세포 수보다 많은 100조~1000조 개의 장내 미생물이 있다. 세계 인구보다도 약 1000배가 많은 수다. 사람과 미생물은 공생 관계다. 공생이 잘되는 미생물은 대부분 사람에게 유익하다. 만약 해로운 균이 생기면 우리 몸은 자연스럽게 방어하려고 한다. 예를 들어 비브리오균이나 O15B 대장균, 살모넬라균 같은 식중독균이 들어오면 면역 반응이 일어나고 구토 또는 설사를 한다.

공생이 가능한 세균들도 유익균과 유해균으로 나뉜다. 초고도 비만 환자의 장내 세균이 체중 감량에 미치는 영향을 분석한 실험이 2006년 〈네이처〉에 실렸다. 지방 분해에 영향을 미치는 유해균은 후벽균firmicutes이고, 유익균은 의간균bacteroidetes이다. 실험 전 검사 결과, 초고도 비만 환자의 장내에는 후벽균이 90% 이상이었고, 의간균은 거의 없었다. 그런데 체중을 감량한 지 12주 후에는 후벽균이 감소하고 의간균이 10% 증가했다. 그 뒤 52주 차에는 유해균이 70%, 유익균이 20% 이상으로 늘었다. 정상 체중인 사람과 비만인 사람의 장내 세균 비율은 이렇게 확연한 차이가 있었다.

실험용 쥐에게서도 비만 유해균의 존재는 확인되었다. 무균 실험용 쥐에 비만 쥐의 장내 세균을 이식한 결과 2주 만에 체지방이 47% 증가했다. 따로 고지방 음식을 먹인 것도 아니었다. 반대로 정상적인 쥐는 고지방 음식을 먹어도 살이 찌지 않았다. 칼로리 섭취보다 장내 미생물의 질서가 비만에 더 큰 영향을 미친 것이다.

결국 칼로리나 영양소를 계산하는 것보다 자연의 음식을 먹고 장내 세균의 질서를 회복하는 게 훨씬 빠르고 안전한 다이어트 방법이라는 사실이 입증되었다.

21일 식습관의 법칙

농림축산식품부에서도 비만 세균을 줄이는 '21일 식습관의 법칙'이라는 주제로 과일과 채소를 이용한 임상실험을 진행했다. 총 22가족 44명(성인 22명, 만 3~5세 유아 22명)이 실험 대상으로 선정되었고, 실험에 참여한 성인은 매일 케일 240g, 브로콜리 80g, 사과 240g, 레몬 5g으로 만든 천연 주스를 400ml씩 먹었다. 아이는 당근 55g, 방울토마토 30g, 사과 35g으로 만든 주스 80ml를 21일 동안 마셨다.

3주 뒤 놀라운 결과가 나왔다. 주스를 마시는 것만으로도 장내 비만 세균이 감소하고 유익균과 세균 다양성이 증가한 것이다. 비만 세균이 41.3%에서 21.8%로 감소하는 사이, 유익균인 비피도박테리움bifidobacterium과 페칼리박테리움faecalibacterium은 성인이 2.5%에서 6.1%로, 아동은 6.2%에서 10.7%로 증가했다.

배변도 크게 개선되었다. 설사를 하던 사람은 설사가 멎고, 변비를 호소하던 사람은 변비가 해결되었다. 그러자 심리적으로도 자아 존중감이 높아지는 현상이 관찰되었는데, 이는 장에서 나오는 세로토닌이 증가한 영향이었다.

이 실험은 착즙 주스 제조회사와 함께 진행되었다. 착즙 주스는 과일, 채소의 즙만 빼내고 섬유질은 버린다. 우리 몸에 필요한 식이섬유가 그냥 버려지는 것이다. 만약 착즙 주스가 아닌 과일을 통째로 먹는 실험을 했다면 어땠을까? 분명 식이섬유가 장내 세균의 수를 늘리고, 소화력도 더 강화해 주었을 것이다.

과일은 즙만 짜거나 갈아먹는 것보다 생과일을 씹어 먹는 게 가장 좋다. 과일을 갈아서 먹으면 혈당이 빠르게 상승할 위험이 있기 때문이다. 빠른 혈당 상승은 1~2개월 안에 저혈당을 유발한다. 특히 단맛 과일끼리의 조합은 당을 빠르게 상승시키므로 조심해야 한다. 나 역시 딸기와 바나나를 매일 아침 함께 갈아 먹다가 저혈당증을 경험한 바 있다.

POINT

습관이 자리 잡는 데 필요한 21일 동안
식전 과일 1개를 꼭 실천해 보자.

수용성 식이섬유로
피를 맑게 한다

55세 최광훈 씨는 자타 공인 고기 마니아다. 과일이나 채소는

거의 먹지 않는다. 그러던 어느 날, 그 맛있던 고기가 넘어가지

않기 시작했다. 변비가 심해지고 속도 더부룩해서 입맛이 떨어

졌다. 급기야 심한 울렁거림에 토를 하기도 했다. 병원을 찾은

광훈 씨에게 의사는 당장 과일과 채소로 식이섬유를 보충하라

고 권했다. 광훈 씨는 의사의 말대로 과일과 채소를 적극 챙겨

먹기 시작했다. 처음에는 억지로 먹었는데 사흘 정도 지나니

입맛이 돌아 과일도 맛있게 느껴졌다. 변비가 해결되면서 몸이

가벼워지고, 혈액순환도 원활해진 것을 느낄 수 있었다.

수용성 식이섬유가 좋은 이유

수용성 식이섬유는 말 그대로 물에 녹는 식이섬유인데, 몸에 유익한 점이 많다. 우선 위에 머무르는 동안 물을 흡수하여 포만감을 준다. 그래서 식사 30분 전에 과일을 먹으면 과식이나 폭식을 예방할 수 있다. 건강한 다이어트를 하는 사람들은 이 방법으로 식사량을 조절하고 있다.

혈당과 콜레스테롤 조절에도 도움이 된다. 과일은 섭취하는 즉시 당을 제공하고, 남은 수분과 섬유질은 장으로 내려가 장내 미생물의 먹이가 된다. 이때 섬유질은 혈중 콜레스테롤과 간의 콜레스테롤 수치를 낮춰주고, 담즙산을 흡수하기도 한다.

대표적인 수용성 식이섬유로는 딸기에 들어 있는 펙틴pectin을 꼽을 수 있다. 딸기를 갈아놓으면 시간이 지나면서 물을 흡수하여 끈적거리는 상태로 변하는 것을 볼 수 있다. 펙틴이 물을 빨아들여 젤리처럼 변한 것이다.

이런 수용성 식이섬유는 과일과 해조류에 풍부하다. 딸기, 사과, 자두, 복숭아, 바나나, 배, 무화과, 살구, 파인애플, 말린 서양 자두인 푸룬과 키위 등의 잘 익은 과일에 펙틴이 풍부하다. 김, 다시마, 미역, 톳 같은 해조류에는 알긴산이 많이 들어 있어서, 식사 전에 과일을 먹고 식사 중에 해조류를 먹으면 두 배의 효과를 볼 수 있다. 이 밖에도 버섯의 베타-글루칸beta-glucan, 돼지감자와 우엉의 이눌린inulin, 구아검guar gum, 글루코만난gluco-mannan, 후코이단fucoidan 등이 수용성 식이섬유에 속한다.

고혈압약과 당뇨약을 먹지 않는 해녀

도시에 사는 노인들은 고혈압이나 고지혈증, 당뇨병 등으로 약을 늘 챙겨 먹지만, 해녀들은 약을 잘 모르고 산다. 해녀들이 먹는 식단에는 바다 그 자체의 싱싱한 건강함이 담겨 있기 때문이다. 건강 식단의 비결은 수용성 식이섬유가 풍부한 해초류와 오메가-3 지방산이 풍부한 생선에 있다. 인스턴트식품과 패스트푸드, 짜고 양념이 강한 찌개류 대신 이렇게 영양소가 풍부한 음식을 먹으니 아플 수가 없다.

어느 연예인은 특별히 체중 조절을 하지 않는 데도 날씬한 비결로 매일 미역국 먹는 습관을 꼽았다. 저녁 식사 때마다 미역과 다시마를 이용한 요리를 먹으면 지방 축적을 걱정할 필요가 없다. 해조류에 들어 있는 끈적끈적한 알긴산이 콜레스테롤과 나트륨 배출에 도움을 주기 때문이다.

또한 해조류에는 칼슘과 철, 요오드, 마그네슘, 칼륨 등 미네랄도 풍부해서 신진대사의 효율을 높여주는 데 일품이다. 이런 음식을 먹으면 고혈압과 당뇨는 그야말로 남의 일이다.

수용성 식이섬유가 풍부한 음식은 가공식품에 길든 입맛을 자연스럽게 변화시켜 준다. 식전 과일을 먹으면 입안이 청량해져서 신선하고 깔끔하며 담백한 음식을 찾게 되고, 강한 양념과 첨가물은 자극적으로 느껴져 멀리하게 된다.

또한 수용성 식이섬유는 아무리 배부르게 먹어도 살이 찌지 않는다. 소화와 배출이 빠르기 때문이다. 그러므로 살은 빼고 싶지만 먹는 걸 좋아해서 음식을 끊으면 스트레스를 받는 사람들에게 도움이 된다. 억지로 절제하면 보상 심리가 작용해서 나중에 폭식과 과식을 하게 된다.

POINT

수용성 식이섬유는 그 자체로 약이다.

껍질째 먹어야
잘 비워진다

52세 박경석 씨는 중견기업의 임원이다. 일이 바쁘다 보니 밥은 집보다 대부분 식당에서 해결하게 되었다. 점심은 보통 흰쌀밥에 국물 요리, 저녁은 삼겹살이나 닭볶음탕 같은 고기에 소주를 마셨다. 그런데 어느 순간 심각한 변비가 생기더니 약을 먹지 않으면 일을 보기가 어려워졌다. 의사를 찾은 경석 씨는 장내 식이섬유가 부족하다는 진단을 받고 밥은 흰쌀밥 대신 현미로, 저녁에는 고기 대신 채소 위주로 먹으라는 조언을 들었다. 그 뒤 아침 과일과 한식 위주의 식사를 한 경석 씨는 2주 만에 배 둘레가 1인치 줄고, 3kg이 감량되는 효과를 보았다. 물론 지금은 변비도 싹 사라졌다.

불용성 식이섬유가 좋은 이유

불용성 식이섬유는 식물의 세포벽을 만드는 성분으로 어마어마한 수분 흡수력을 가지고 있다. 물을 흡수해서 본래 크기의 30~40배까지 늘어나는데, 팽창한 식이섬유는 장 내벽을 자극하여 장 연동 운동을 촉진한다. 이게 바로 식이섬유가 배변 활동을 원활하게 만드는 원리다. 이때 장 안의 불필요한 콜레스테롤, 중금속 등의 노폐물도 함께 흡착해 배출한다. 한마디로 불용성 식이섬유는 대장의 청소부다.

불용성 식이섬유의 종류로는 셀룰로스cellulose, 헤미셀룰로스hemicellulose, 리그닌lignin 등이 있으며, 현미, 율무, 보리, 귀리, 통밀 등 곡물류 껍질에 많이 들어 있다. 이 밖에도 강낭콩, 대두, 녹두, 완두콩, 팥 등 콩류의 껍질, 양배추, 상추, 나물, 고사리, 양파 등 다양한 채소의 껍질에도 들어 있다.

세계보건기구가 식이섬유를 6번째 영양소로 정한 이유도 어마어마한 흡수력이 장내 건강을 지켜주기 때문이다. 몸속 노폐물과 독소를 배출해서 대장암을 비롯한 각종 암을 예방해 주고, 비만도 예방해 주는 식이섬유는 영양과 해독의 중요한 열쇠다.

껍질을 우습게 여기면 병이 난다

불용성 식이섬유는 대부분 껍질에 들어 있다. 그런데 우리는 껍질을 싫어한다. 밥을 먹을 때도 껍질을 완전히 제거한 흰쌀밥을 찾고, 빵도 통밀보다는 정제된 밀가루로 만든 걸 찾는다. 그런데 이렇게 껍질을 우습게 여기면 여러 가지 곤란한 일이 발생한다.

흰쌀밥이나 부드러운 밀가루는 혈당을 빠르게 상승시키는 것은 물론 장내에서 걸쭉한 고형물을 만들어낸다. 밀가루 음식 만드는 과정을 떠올리면 이해하기 쉽다. 밀가루 반죽을 기름에 부쳐낸 전은 입에서는 살살 녹지만, 손에는 끈적끈적 달라붙는다. 이런 속성은 장에서도 그대로 이어진다. 밀가루가 장내 주름 속에 끼인 채로 장시간 방치되면 대장 안에 주머니 모양의 공간(게실, 憩室)이 생기고, 용종으로 발전하기도 한다. 용종을 방치하면 대장암이 된다.

그래서 밀가루 음식은 되도록 줄이고, 흰쌀밥보다는 현미를 먹는 게 좋다. 현미는 자연이 주는 영양을 고스란히 간직한 완벽한 선물이다. 그런데 왜 우리는 이렇게 좋은 현미를 두고 백미를 선호하게 된 걸까?

백미의 도정 기술은 일본 에도 시대(1603~1867)로 거슬러 올라간다. 당시 농민은 식감이 좋은 쌀을 관리에게 바치기 위해 수작업으로 현미의 쌀겨 층을 벗겨 부드럽게 만들었다. 이때 손이

도정도에 따른 쌀 분류

0분 도미	현미 중량의 80% 내외가 남아 있는 쌀
5분 도미	쌀겨를 반 정도 깎아낸 상태로 현미 중량의 5% 정도가 감소된 쌀
7분 도미	쌀겨를 거의 다 깎아낸 상태로 쌀눈의 70% 정도가 남아 있으며, 현미 중량의 7% 정도가 감소된 쌀
10분 도미	쌀겨와 쌀눈이 거의 제거된 상태로 현미 중량의 10% 정도가 감소된 쌀. 흔히 백미라고 부름

한 번 더 가기 때문에 백미는 고급이라는 인식과 부유함의 상징이 되었다.

그런데 백미를 먹은 부유층 사람들에게 이전에는 없던 병이 돌기 시작했다. 몸이 나른해지고, 다리가 붓거나 저리는 각기병이었다. 각기병은 비타민 B1이 결핍된 사람들에게 나타난다.

현미에는 식이섬유뿐만 아니라 단백질도 약 7% 함유되어 있다. 특히 필수 아미노산으로서 성장과 발육에 관여하는 라이신lysine이 들어 있다. 지방질로는 올레익산oleic acid, 팔미틱산palmitic acid, 리놀레산linoleic acid 등 혈관을 건강하게 만들어주는 불포화지방산이 약 3% 함유되어 있고, 탄수화물 대사를 돕는 비타민 B군도 포함되어 있다. 그래서 현미를 먹으면 따로 비타민 B 복합 영양제를 챙겨 먹을 필요가 없는데, 일본 부유층은 일부러 껍질을 벗긴 영양소 없는 쌀을 먹은 것이다.

비타민 B는 브레인 비타민으로 뇌 기능에 꼭 필요한 성분이다. 정서장애 치료를 비타민 B3(나이아신)로 하는 경우도 있다. 백미는 이러한 좋은 성분을 싹 제거해 버렸다. 백미는 식감만 좋을 뿐, 영양이 결핍된 음식이다. 오히려 비만과 당뇨, 각종 대사 질환의 원인이 된다. 탄수화물이 다이어트의 적이라며 미움을 받게 된 것도 다 백미 때문이다. 사람의 몸이 자연을 거스르면 분명 그 대가를 치르게 되어 있다.

통곡식과 통과일을 먹어라

통곡식은 전부 건강에 좋다. 특히 보리나 귀리에 풍부한 베타-글루칸beta-glucan은 면역력 향상과 항암 작용에 도움을 준다. 오트밀이라고도 불리는 귀리는 세계 10대 슈퍼푸드 중 유일한 곡물이기도 하다.

이렇게 곡물 껍질의 중요성이 알려지기 시작하자 식품회사에서는 앞다투어 건강기능식품용 식이섬유를 출시하기 시작했다. 기술이 발전하면서 곡류와 과일, 채소의 식이섬유만 쏙 빼서 영양제로 만들 수 있게 되었다. 하지만 우리는 주변에서 쉽게 통과일과 채소를 구할 수 있다. 비싼 돈을 내지 않아도 마트에서 파는 과일로 충분히 식이섬유를 섭취할 수 있다.

과일식을 하면서 느끼는 점 가운데 하나는, 과학은 절대 자연을 따라가지 못한다는 것이다. 이전에는 바쁘다며 라면으로 끼니를 때우고 건강을 생각해서 질 좋은 영양제를 챙겨 먹었다. 그런데 어느 순간 보니 콜레스테롤 수치가 기준치 이상이었다. 그래서 밥 먹기 전에 과일을 먹고, 하루 한 끼는 반드시 현미 잡곡식을 했다. 그러자 2개월 만에 정상 수치로 돌아왔다. 몸도 가벼워지고, 피부도 맑아졌다. 잘 빠지지 않던 등살까지 빠지는 신나는 체험도 했다.

아무리 과학이 뛰어나도 자연의 산물을 능가할 수는 없다. 원하는 영양소만 따로 섭취하면 시간도 절약하고 더 손쉽게 먹을 수 있다고 생각하지만, 수백 수천 가지의 영양소를 포기하는 셈이다. 라면과 빵, 편의점 도시락이 주식인 바쁜 현대인에게 일시적으로 도움이 될지도 모르지만, 음식을 능가할 수 없다.

POINT

껍질이 있는 곡류는 자연이 선물한 슈퍼푸드다.

건강한 바나나똥이
최종 목표다

29세 한지원 씨는 다이어트 중이다. 따로 운동할 시간이 없어서 식단 조절에만 신경을 쓰고 있다. 아침엔 시리얼, 점심엔 방울토마토, 저녁에는 닭가슴살만 먹는다. 이렇게 보름 이상을 먹자 몸무게는 약간 줄었다. 그런데 배변량이 적어서 변비가 생겼다. 변비엔 채소가 좋다고 해서 채소를 많이 먹었더니 또 설사를 했다. 변비와 설사가 반복되자 지원 씨는 다른 방법을 찾기 시작했다. 그러던 중 공복에 먹는 과일이 탈도 없고 살도 잘 빠진다고 해서, 식사 변경 없이 식전에 과일만 추가로 먹기로 했다. 며칠 뒤, 지원 씨는 화장실에서 황금색 바나나똥을 보고 매우 흡족한 표정을 지었다.

변을 보면 병이 보인다

변은 건강 상태를 고스란히 보여준다. 영화 〈광해〉를 보면 임금의 변을 전의가 직접 관찰하고 맛도 보는 장면이 나온다. 의료 장비가 없던 시절에는 변이 건강을 즉각적으로 확인할 수 있는 척도였다.

사람의 몸은 정직하다. 내가 먹은 대로 몸이 만들어지고 소화, 흡수된 뒤 배설된다. 그래서 변의 상태를 자세히 살펴보면 무엇을 주로 먹는지 확인할 수 있다. 고기를 많이 먹는 사람과 채소를 많이 먹는 사람의 변은 색깔에서 밀도까지 완전히 다르다.

건강한 배설이 이렇게 중요한데도 불구하고 우리는 변 이야기를 하기 쉽지 않다. 비만이나 콜레스테롤, 혈당 수치는 부끄럽지 않게 이야기할 수 있는데, 변의 상태에 대해서는 말을 꺼내기 힘들다. 입으로 들어가는 음식은 아름답지만, 나오는 결과물은 아름답지 않다고 여기기 때문이다.

그러나 건강한 변은 아름다울 수 있다. 아름다운 변은 물에 뜨는 바나나 모양의 똥이다. 굵기와 색이 딱 바나나 정도다. 건강한 신진대사가 이루어지면 이처럼 건강한 바나나똥이 만들어진다. 반면 소화가 덜 되거나 장내 환경에 문제가 생기면 악취가 나고 이상한 모양의 변이 된다. 신진대사의 건강 상태는 위내시경이나 혈액 검사보다 변 모양을 확인하는 게 더 안전하고 확실하다.

좋은 변, 나쁜 변, 이상한 변

변은 70%의 수분과 30%의 고형물로 이루어져 있다. 한 번 변이 만들어지면 약 100ml 정도의 수분이 빠져나간다. 고형물을 구성하는 성분은 소화된 음식 찌꺼기와 소화되지 않은 부패 산물, 식이섬유, 몸속 죽은 세포와 세균 사체들, 각종 식품 첨가물과 약의 부산물 등이다.

1997년 영국 브리스톨대학교 켄 히튼 박사는 병원의 의뢰를 받고 변을 7가지 형태로 구분했다. 학자들에 의하면 변의 형태에 따라 음식물 찌꺼기가 대장 밖으로 나오는 시간을 추측할 수 있다고 한다.

건강한 변은 황금색 바나나똥이다. 사람들이 흔히 말하는 쾌변은 바로 바나나똥을 보았다는 의미다. 바나나똥은 물에 가라앉지 않고 뜨는데, 이는 물보다 비중이 가볍기 때문이다. 물에 뜬다고 해서 부변浮便이라고도 부르는데, 위장을 통해 완전 소화가 이루어지고 오직 찌꺼기만 나올 때 가능하다. 반면 물에 가라앉는 변은 소화가 완전히 이루어지지 않았다는 증거다.

바나나똥은 장내 미생물의 균형이 알맞고, 신진대사도 활발할 때 나온다. 그래서 냄새도 살짝 고소한 정도이고 곧 사라진다. 과일과 양념하지 않은 고구마, 감자, 옥수수, 현미와 생채소 위주의 자연 음식을 먹으면 물에 뜨는 바나나똥을 볼 수 있다.

브리스톨대의 대변 도표

1번	토끼 변, 견과류처럼 단단한 덩어리들
2번	덩어리들이 뭉친 소시지 모양
3번	긴 소시지 형태. 겉에 금이 보임
4번	바나나똥. 매끄러운 뱀이나 소시지를 떠올리게 하며 부드러움
5번	부드럽지만 형태가 선명한 방울 덩어리
6번	너덜너덜하고 걸쭉하게 늘어지는 변. 겉이 지저분함
7번	심한 설사. 되지 않고 묽은 액체 형태

제일 해로운 변은 1번 형태다. 1번 형태의 변은 대장 밖으로 나오는 데 무려 100시간이 걸린다. 오래 머무르기 때문에 계속 수분을 흡수하면서 토끼 변처럼 된 것이다. 변이 장내에 오래 머물면 혈관으로 독소가 재흡수된다. 이런 변비를 해결하려면 바나나 같은 과일보다는 사과나 오렌지, 배 같은 수분이 많은 과일을 먹는 게 좋다. 바나나는 수분이 적은 과일로 오히려 바나나의 식이섬유가 수분을 앗아간다.

7번 형태의 설사 변은 장의 점막 상태가 매우 나빠 장이 수분을 흡수하지 못할 때 나온다. 냄새도 심하다. 이런 변을 보는 사람의 몸은 매우 차가운 상태이므로 배를 비롯한 중요 신체 부위의 온도를 올려줄 필요가 있다. 아이스커피나 아이스크림, 찬물, 찬 성질의 과일과 채소를 피하고, 동물성 단백질과 지방이 많은 음식도 소화에 무리가 가니 줄이자. 지나친 채소 섭취도 설사를 유발하기에 조절하는 것이 좋다.

설사를 자주 하는 사람은 배를 따뜻하게 해주고, 매일 뜨거운 물로 10분 정도 샤워하면서 근육을 이완시키면 효과를 볼 수 있다. 비타민 U가 풍부한 양배추와 브로콜리, 베타-카로틴이 풍부한 바나나, 살구 같은 과일과 각종 해조류를 섭취하면 변이 굳는 데 도움이 된다.

과민 대장 증후군에 시달리는 사람은 단단한 변과 묽은 변이 교대로 나타난다. 불규칙한 식사와 과도한 스트레스가 원인이 되어 장의 리듬이 깨졌기 때문이다. 지나친 스트레스로 교감 신경이 예민해지면 장도 바로 영향을 받는다. 과민한 장에는 심리적 안정이 매우 중요하다.

대변의 색으로 보는 건강 척도

대변의 색도 참 다양하다. 건강한 변은 황금색이다. 변이 황금색인 이유는 장내에서 박테리아의 대사를 거친 담즙과 사용되고 버려진 적혈구가 섞여 있기 때문이다. 빨간색 변은 매운 음식, 빨간색 음식을 먹었거나 출혈이 의심되는 장 질환이 있을 때 나타난다. 먹는 음식을 바꿔도 빨간색 변이 자주 나온다면 하부 위장관 출혈, 만성 장염, 크론병, 궤양성 대장염을 의심해 봐야 한다.

휴지에 빨간 피가 계속 묻어 나오면 치질이나 직장 출혈을 의심해 볼 수 있다. 변비 상태에서 오랫동안 과도한 힘을 주면 장과 혈관에 무리가 가서 이런 일이 발생한다. 변이 안 나올 땐 변기 앞에 받침대를 놓고 발을 10cm 정도 들어 올리거나 앉은 자세에서 배를 앞뒤, 좌우로 흔들면 배변이 수월해진다. 집에서 키우는 강아지가 밖에서 산책할 때 꼭 배변하는 이유도 장운동이 활발해졌기 때문이다.

녹색 변은 녹색 채소를 필요 이상으로 먹었을 때 나온다. 한

동안 하루 1리터 정도의 녹즙을 마신 적이 있다. 그때 항상 아름답지 않은 묽은 녹색 변을 보았다. 필요 이상의 섬유질이 들어오면 장벽을 자극해 설사를 유발한다. 그러므로 섬유질을 포함한 녹즙은 하루 500ml 이하로 제한하는 게 좋다. 그 이상 섭취를 원하면 섬유질을 제거하고 먹어야 한다.

쓸개의 문제로 담즙이 잘 나오지 않거나 췌장 질환으로 지방 소화 효소인 리파아제가 분비되지 않으면 기름기 있는 노란색 변이 나온다. 장내 기생충이 있을 때도 노란색 변이 나올 수 있다. 노란색 변이 지속되면 병원을 찾는 게 좋다.

검은색 느낌의 진한 변은 역류성 식도염이나 위염, 위궤양으로 인한 위장관 출혈을 예상할 수 있다.

섭생의 목표는 음식을 '완전 소화'하고 완전 배설하는 것이다. 고민 없이 입맛 당기는 대로 먹다 보면 내 몸은 건강에서 멀어진다. 입으로 들어가는 음식이 곧 내 몸을 구성한다는 사실을 잊지 말자.

POINT

대변 상태만 잘 확인해도 병원에 가서 검사받는 것보다 낫다.

독소 음식을 먹었을 때
똑똑하게 대처하는 법

36세 김희연 씨는 '1인 1닭'을 실천하는 치킨 마니아다. 일주일에 사나흘은 꼭 치킨을 시켜 먹는다. 그런데 최근 살이 급격히 늘고, 피부도 안 좋아지면서 치킨을 줄여야 하나 고민이 생겼다. 그렇게 다이어트를 시작했지만 결심은 오래가지 않았다. 사흘 뒤 희연 씨는 치킨을 들고 집으로 가는 자신의 모습을 깨닫고 화들짝 놀랐다. 그런데 이 고민을 들은 친구가 그녀에게 솔깃한 정보를 알려주었다. 치킨을 먹고 난 뒤 몸의 독소를 빼는 좋은 방법이 있다는 것이다.

독소와 함께 항생제를 먹는 사람들

맛도 좋고 가격도 비교적 저렴한 일등 먹거리 치킨. 치킨은 우리나라 사람들이 가장 좋아하는 음식에 꼭 들어간다. 국내에서 도축된 닭의 수가 1998년에는 3억 마리였는데, 2017년에 10억 마리로 늘었다. 이 정도면 가히 중독이라 할 만하다.

그런데 이렇게 기름으로 튀겨낸 치킨은 과산화 지질 덩어리가 가득한 일종의 독소 식품이다. 과산화 지질은 불포화지방산이 산소를 흡수하여 산화된 물질로, 동맥경화증과 노화의 원인이 된다. 물론 깨끗한 기름으로 튀기면 산화되는 정도가 덜할 수는 있다. 그러나 우리가 사 먹는 치킨은 노릇노릇하기보단 갈색을 띠는 경우가 많다. 그만큼 기름을 오래 사용했다는 증거다.

치킨에는 과산화 지질만 있는 게 아니다. 우리나라 산란계 농장의 99%는 철창에서 닭을 기르는 공장식 축산법을 사용하고 있다. 이 공간의 크기는 가로 20cm, 세로 25cm로 A4 용지보다도 작다. 생각해 보자. 그 좁은 곳에서 다른 닭의 배변을 맞아가며 사육되는 닭이 과연 건강할까?

동물은 스트레스 호르몬 수치가 높을수록 질병에 대한 면역력이 약해진다. 그래서 세균 감염이 되지 않도록 항생제를 많이 사용할 수밖에 없다. 좁은 철창 안에서 사료와 항생제만으로 몸집을 불린 닭은 약 한 달 만에 도축되고 기름에 튀겨진다. 치킨을 먹는다는 건 항생제를 먹는 것이나 다름없다.

그런데 항생제를 먹인다고 해서 닭들이 세균에 감염되지 않는 것도 아니다. 식품의약품안전처가 발표한 '식품 중 식중독 균의 항생제 내성 실태 조사 및 평가 보고서'에 의하면 닭고기의 97.3%에서 세균이 검출되었다. 특히 닭고기에서 나온 대장균의 80% 이상은 특정 항생제 성분에 내성을 보일 정도로 강력했다. 이는 소나 돼지도 마찬가지다.

치킨은 항생제와 성장 호르몬, 과산화 지질이 어우러진 독소 뷔페다. 입은 즐거울지 몰라도 위, 간, 장은 독소를 소화하고 분해하기 위해 쉬지 않고 일해야 한다. 그러다 이 독소가 차고 넘치면 피부에 뾰루지 형태로 올라온다. 뾰루지는 간이 과로 상태라는 항의이자 경고다.

지금 당장 치킨을 끊겠다고 결심한 사람이 있을지도 모르겠다. 그런데 치킨은 과산화 지질과 성장 호르몬, 항생제가 든 수많은 음식 중 하나에 불과하다. 치킨 외에 몸에 해로운 음식을 들자면 탕수육, 프렌치프라이, 돈가스 등 수없이 많다. 물론 이런 음식은 차차 섭취를 줄이는 게 좋지만, 쉽지 않다면 해독이라도 제대로 하자.

숯의 효과

옛날부터 숯가루는 해독제의 역할을 톡톡히 해왔다. 기원전 1550년경의 이집트에서도 숯가루를 간질, 탄저병, 현기증을 치료하는 의약품으로 사용했다는 기록이 있을 정도다. 현재 우리나라와 미국, 일본에도 식용 숯가루는 의약품으로 등재되어 있다.

숯가루는 학자들이 안심하고 자기 몸에 실험할 정도로 그 치료 효과가 대단하다. 1831년 프랑스 약학자 타우어리Towery는 숯가루가 쥐약 분해에 탁월한 효과가 있음을 입증하기 위해 학회 회원들 앞에서 스스로 실험 대상이 되었다. 그는 치사량의 10배나 되는 쥐약을 10g의 숯과 함께 먹었는데, 실제로 아무 탈이 없었다. 이후 숯가루는 암 치료, 요독증, 위장 가스 질환, 소화불량, 위산 과다, 입 냄새 제거, 니코틴 제거, 간염 등에 치료제로 쓰였다. 1차 세계대전에서는 독일군이 염소 가스를 무기로 사용하자 연합군이 숯 방독면을 만들어 착용하기도 했다.

숯은 도대체 어떤 성분으로 이루어져 있기에 이렇게 다양한 일을 해내는 걸까? 숯은 아주 미세한 다공성 입자로 구성되어 있어서 다양한 물질을 흡착할 수 있다. 예를 들어 1개 단위의 분말 숯은 1분 이내에 80개 단위의 암모니아 가스를 흡착할 수 있다. 악취가 심한 화장실에 숯을 놓아두면 냄새가 사라지는 것도 바로 이런 원리다.

그래서 숯가루를 먹으면 몸속에 있는 독소와 노폐물이 숯 가루에 달라붙어 쉽게 몸 밖으로 배출된다. 특히 가공식품과 적색육에 들어 있는 벤조피렌 같은 발암 물질을 흡수해 암 발생을 억제한다.

놀라운 사실은 숯은 독소만 흡수하고 영양소는 흡수하지 않는다는 것이다. 실험용 쥐를 두 그룹으로 나누어 한 그룹에는 숯과 음식을 주고 나머지 한 그룹에는 음식만 준 결과, 신체 변화에 아무런 차이도 없음이 확인되었다.

이 밖에도 위궤양이 있는 사람이 숯을 먹으면, 위산이 흡착돼서 위벽을 보호하고 통증을 사라지게 하는 데 도움이 된다. 또 소화불량에 시달리는 사람이 먹으면 위 내 부패 산물을 없애주고, 장염과 설사에도 긴급 약으로 활용할 수 있다. 단, 숯은 흡착과 배설 시 많은 물이 사용되므로 숯을 먹는 사람은 물도 충분히 마셔주어야 한다.

숯은 요리할 때 맛을 좋게 해주며, 쌀독에 넣으면 벌레가 생기거나 썩는 걸 방지해 준다. 그러나 아무 숯이나 함부로 먹어서는 안 된다. 숯은 만드는 과정에 따라 흑탄, 백탄, 활성탄으로 나뉘는데, 이 중 사람이 먹어도 되는 건 활성탄이다. 흑탄의 경우 숯이 되는 과정에서 생성된 유해 가스가 남아 있어 오히려 인체에 해롭다. 참고로 숯은 먹었을 때뿐만 아니라 피부에 발랐을 때도 효과가 있다.

　미국이나 유럽에서는 숯charcoal 캡슐을 상비용으로 두고 응급 시 사용한다. 국내 제품은 없지만 해외 사이트를 통해 쉽게 숯 캡슐을 구할 수 있다. 볶은 곡식과 누룽지, 숭늉도 같은 원리로 독소를 흡착한다. 곡식이 태워지면서 발생한 탄소 구멍을 통해 독소가 흡착되는 것이다. 책《병에 걸려도 잘 사는 법》에는 숭늉으로 난치성 환자를 케어한 다양한 사례들이 나온다.

　건강의 원리는 영양과 해독이다. 평소 인체에 해로운 음식을 많이 먹었다면, 숯가루를 통해 몸속의 독소를 제거해 보자. 물론 그 전에 치킨 같은 독소 음식을 줄이고 과일과 채소 같은 자연식을 먹으면 더욱 좋다는 사실도 잊지 말자.

POINT

독소 음식을 먹었다면 똑똑하게 해독하고 간편하게 살자.

5장

___

췌장膵臟 건강법:

한국인
맞춤 건강법

당뇨병과 치매가
닮았다고?

29세 자영업자 김미연 씨는 가끔 당이 떨어지면 어지러운 증상이 있어서, 가방에 늘 사탕과 초콜릿을 가지고 다닌다. 그녀는 불규칙한 일정 때문에 시간이 날 때 폭식을 주로 했고, 아직 젊다는 생각에 라면, 햄버거, 치킨, 피자 등을 자주 먹었다. 어느 날부터 몸이 좋지 않아 병원에 갔더니 당뇨전단계와 이상지질혈증, 혈관성 치매 가능성까지 있다는 검사 결과를 받았다. 아직 20대인데 치매라니, 심하게 충격을 받았다.

3형 당뇨병이 나타났다

당뇨와 당뇨전단계는 우리나라뿐 아니라 전 세계를 위협하고 있는 대유행병이다. 현재 우리나라 당뇨인은 약 600만 명이고, 2020년 기준 당뇨전단계까지 포함하면 2248만 명이다. 인구의 51%가 당뇨전단계라는 것은 매우 심각한 일이다.

2022년 기준 우리나라의 사망 원인 8위가 당뇨병이고, 미국에서도 당뇨는 사망 원인 7위에 해당하며, 비만과 당뇨가 2명 중 1명꼴로 나타나고 있다. 2020년 미 CDC에서는 당뇨병 환자의 약 89%가 과체중이라고 발표했다.

당뇨병과 만성질환은 전염병보다도 더 무서운 유행병이 됐다. 당뇨병이 심각한 이유는 매우 고통스러운 합병증으로 이어지기 때문이다. 당분이 말초혈관까지 이동하지 못해 망막증, 말초혈관 질환, 신경 질환, 신장 질환, 조직 괴사로 이어진다. 고혈당으로 인해 고혈압, 동맥경화, 뇌졸중까지 합병증의 범위는 이루 말할 수 없이 넓다.

기존 당뇨병 유형의 분류는 1형과 2형의 두 가지였다. 1형 당뇨병은 소아당뇨병이라고도 불리며 유년기나 청소년기에 발병한다. 췌장의 베타 세포에 자가면역 반응이 일어나 인슐린 분비가 되지 않는 상태다.

2형 당뇨병은 후천적인 생활습관병이다. 보통 초과 당분 섭취로 인한 인슐린 민감성의 저하로 나타난다. 예전에는 50대 이후에 많이 나타났으나, 최근에는 그 연령이 점점 낮아지는 추세다. 젊은 당뇨, 젊은 치매 환자들이 늘고 있다. 보통 40~50대가 되면 체력도 떨어지고 몸이 예전 같지 않다는 느낌이 드는데, 요즘은 식생활의 변화로 인해 더 빨리 찾아오고 있다. 노화와 질병은 가속도를 붙여 우리를 위협한다.

최근에는 3형 당뇨병에 대한 논의가 활발하다. 3형 당뇨병은 아밀로이드가 췌장에 쌓여서 췌장 기능을 망가뜨리는 것에 원인을 두고 있다. 만약 아밀로이드가 뇌에 쌓이면 알츠하이머나 치매가 생긴다. 따라서 3형 당뇨병은 알츠하이머, 치매로 이어질 가능성이 매우 높고, 치매 환자 중 당뇨병을 앓고 있는 사람도 50%나 된다.

당뇨와 치매의 공통점

아밀로이드가 쌓이는 원인은 아직 명확하지 않지만 인슐린 저항성을 공통 분모로 가지고 있다. 알츠하이머 환자와 당뇨 환자 둘 다 인슐린 저항성으로 정상적인 대사를 하지 못한다.

아밀로이드는 비정상적인 대사산물로 생기는 단백질이다. 인체는 비정상적인 물질을 제거하려는 과정에서 염증 반응을 일으킨다. 알츠하이머병을 앓다가 사망한 사람의 뇌 신경세포를 보면 만성 염증이 발견된다. 결국 인슐린 저항성이라는 비정상적인 대사의 결과 아밀로이드가 쌓이고, 만성 염증으로 확대된다. 서울대병원 건강증진연구센터에서는 만성 염증이 암과 알츠하이머, 치매, 우울증까지 일으킬 수 있다고 이야기한다.

흰쌀밥을 끊는 게 먼저다

노화와 질병을 해결하는 핵심은 혈당과 염증이다. 액상과당과 설탕, 흰쌀밥, 흰 밀가루 가공식품은 혈당을 빠르게 상승시킨다. 수개월에서 수년 동안 같은 식습관을 이어가면 인체는 인슐린 민감도가 점점 더 떨어지면서 인슐린 저항성이 생긴다. 인슐린 저항성이 생기면 필요한 곳에 당분을 제대로 운반하지 못한다. 택배차가 택배를 운반해 줘야 하는데 그냥 지나가는 꼴이다.

우리 몸은 결코 한 번에 나빠지지 않는다. 서서히 망가지는 것이다. 만약 다음과 같은 증상이 나타난다면 인슐린 저항성이 시작된 당뇨전단계일 수 있다. 그냥 지나치지 말고 반드시 해결해야 한다.

☐ 한 끼만 먹지 않아도 매우 허기가 진다.

☐ 식사 전에 배고픔이 극대화된다.

☐ 당이 떨어질 때를 대비해 사탕이나 초콜릿을 가지고 다닌다.

☐ 밥을 먹었는데도 금방 허기가 진다.

☐ 피곤하고 무기력함을 쉽게 느낀다.

☐ 상처 재생이 잘되지 않는다.

☐ 팔과 다리가 저리거나 떨림 현상이 나타난다.

50대를 넘어서면 밥, 빵, 면, 떡을 최소로 줄이는 것이 좋다. 피곤하고 염증이 많은 몸이 되었다면 당장 흰쌀밥을 끊어야 한다. 혈당에 문제를 주지 않는 자연의 탄수화물은 다양하니 흰쌀밥이 아니어도 좋다.

POINT

인슐린 저항성은 당뇨병을 넘어 치매로 이어질 가능성이 높다.

쌀을 먹지 않던 시절이 더 건강했다

49세 회사원 이세원 씨는 삼시 세끼 꼭 쌀밥을 먹어야 한다고 생각한다. 아침부터 저녁까지 쌀밥을 먹지 않으면 식사를 했다는 느낌이 없다. 어느 날 업무가 바빠서 동료가 준 바나나와 견과류로 점심을 먹었는데, 허기는 없었지만 왠지 굶은 느낌이었다. 식사를 제대로 못 했다는 생각에 저녁에는 쌀밥을 두 공기 먹었다. 이상한 거 먹는 것도 아니고 삼시 세끼 밥을 잘 챙겨 먹는 나는 점점 배가 나오는데, 동료는 비슷한 연배인데도 뱃살 하나 없이 날씬하면서 건강해 보여 부러웠다.

건강하고 여유로웠던 수렵채집인

인류가 쌀과 밀을 주식으로 먹은 역사는 불과 1만 2000년 전부터다. 20만 년이 넘는 호모사피엔스의 역사 중 19만 년 동안 수렵채집 생활을 해온 것이다.

농업혁명 이전의 사람들은 매우 원시적이고, 위생과 영양 상태도 나빴을 것 같은 느낌이 든다. 하지만 그렇지 않다. 수렵채집 생활을 하던 사람들이 더 건강했다. 3만 년 전의 크로마뇽인을 보면 키와 덩치가 더 컸고, 뇌 용적도 10% 더 컸다는 자료들이 있다. 농업혁명 이후에 당뇨병 같은 만성질환이 생겼다. 각기병이나 펠라그라 등의 영양 결핍 질환도 없었다. 그렇다고 식량이 부족해서 굶어 죽는 일이 흔하지도 않았다. 오히려 요즘 현대인의 과로사 문제가 더 심각하다.

가장 최근인 1960년대까지 수렵채집 생활을 했던 아프리카 북부의 !쿵족!Kung people을 보면 먹고살기 위해 과하게 일하지 않았다. 하루에 약 2000칼로리를 소비(대한민국 성인 남성 평균은 2400칼로리)했는데, 식사를 위해 일하지는 않았다. 먹을 것은 충분했고 시간도 여유로웠다. 그들은 현대인보다 더 행복했다.

진화심리학에 따르면 현대인의 사회적, 심리적 특징은 수렵채집 생활을 하던 사람들과 비슷하다고 하는데, 우리의 몸이 건강하지 않고 심리적으로도 불안한 이유는 오히려 수렵채집인의 본능적인 삶에서 멀어졌기 때문은 아닐까?

수렵채집인은 쌀을 먹지 않고 열매를 주식으로 먹었다. 나뭇잎이나 뿌리, 줄기 같은 것도 먹고 강의 물고기와 짐승도 잡아먹었다. 가공식품을 먹는 현대인보다 더 풍부한 영양을 섭취했을 것이다.

수렵채집인은 해가 뜨면 일어나고 해가 지면 잠을 잤다. 밤에 불을 켜놓고 추가로 야근을 하거나 노는 현대인의 삶은 전혀 상상할 수 없을 것이다. 수면 시간이 적은 현대인이 질병에 취약할 수밖에 없는 이유도 여기 있다. 휴식과 회복을 돕는 멜라토닌 호르몬의 지배에서 벗어나기 때문이다.

수렵채집인과 비슷한 유인원의 식사

동물원에 가면 고릴라나 원숭이가 다양한 과일과 채소를 맛있게 먹는 모습을 볼 수 있다. 그들의 식사는 주로 자연식, 생과일과 생채소로 구성되어 있고, 비용으로 환산하면 하루 대략 3만 원 이상이다. 사람은 유인원과 해부학, 유전학적으로 약 99% 일치한다. 치아 구조, 침샘에서 나오는 소화 효소의 성분, 위장의 모습, 간 크기와 장과 체간의 비율이 모두 같다.

그렇다면 사람이 먹어야 할 가장 좋은 식사는 유인원과 비숫하게 먹는 것일 것이다. 만약 유인원이 우리처럼 흰쌀밥에 갈비찜, 간장게장, 장아찌 등 양념이 강한 반찬에 밥을 먹는다면 어떨까? 햄버거, 치킨, 피자를 젊은 사람들처럼 자주 먹는다면 몸 상태가 어떨까?

우리는 동물에게 최고의 식사를 선물하지만 정작 우리 자신에게는 아무 음식이나 먹는다. 그 결과가 만성질환과 통증이고, 이를 해결하기 위해 제약 산업과 의료 산업이 어마어마한 규모의 자금으로 운영되고 있다.

농업혁명 이후 생긴 질병

각기병은 수렵채집 생활을 하던 시절에는 없었던 질병으로 농업혁명 이후에 생겼다. 각기병은 티아민인 비타민 B1이 부족해 생기는 질병이다. 다리에 힘이 없어지고 저림 등의 불편함으로 제대로 걷지 못하게 된다. 이 질병은 유럽에서는 드물었고, 쌀을 주식으로 하는 우리나라나 중국, 일본, 필리핀에서 한동안 발생했었다.

펠라그라pellagra는 거친 피부라는 뜻으로, 비타민 B3(나이아신) 부족으로 생기는 병이다. 피부도 갈색으로 변하고 신경계와 소화계에도 작용하기 때문에 치매, 불안, 정신착란, 설사 등을 유발한다. 옥수수를 주식으로 하는 문화권에서 펠라그라 발병률이 높다. 옥수수의 류신이 나이아신 합성을 방해하기 때문이다. 오늘날 기능 의학에서도 정신적인 불안이나 장애가 나타날 때 나이아신을 권하기도 한다.

세계보건기구에 의하면 전 세계 80%의 사람들이 당뇨병과 고지혈증, 심혈관 질환과 암으로 고통을 겪다가 사망한다. 이 같은 만성질환은 농업혁명 이후에 생긴 질병이다. 특히 미국은 만성질환의 나라다. 의료비 지출의 심각성을 느끼며 원인 조사를 시작했고, 미 상원의원 맥거번에 의해 식습관이 질병의 원인이라는 내용의 '맥거번 리포트'가 작성되었다.

지나친 육류 섭취와 가공식품, 우유 등이 문제를 일으킨다는 점이 명확했지만 업계의 반대에 부딪혔다. 업계의 로비 때문에 콜레스테롤을 적게 섭취하라거나, 붉은 육류를 조심해야 한다는 진실을 제대로 알리기 어려웠다. 미 농무성에서 미국인에게 권장하는 SAD Standard American Diet 식단에서는 가공식품이 무려 57%, 육류는 32%나 되면서 식물은 고작 11%를 차지한다. 현대인은 수렵채집 생활인과 비교하면 턱없이 부족한 영양을 섭취하고 있다.

미국에서 만성질환을 치료하는 의사 조엘 펄먼은 약 없이 식단으로 몸을 치료하는 것으로 유명하다. 그는 총 칼로리의 약 70%를 과일과 채소, 콩류, 버섯류, 견과류로 채울 것을 추천하고 곡물은 20%, 고기, 생선, 계란은 10% 이내로만 권한다. 곡식의 비율이 매우 낮다.

100세까지 건강하게 살았던 스콧 니어링과 헬렌 니어링의 식사도 곡식의 비중이 매우 낮고, 과일과 채소의 비중이 높았다. 과일 35%, 채소류나 고구마 그리고 버섯류 50%, 콩류는 5~15%를 먹었다. 빵은 아예 먹지 않거나 10% 미만으로 먹었다. 아침 식사는 세계 어딜 가든 과일로 했다.

하루에 한 끼는 수렵채집인처럼 먹는 것이 건강과 장수의 비결이다.

피로가 시작되면
흰쌀밥을 치워라

건강 검진을 받은 58세 전동국 씨는 고지혈증과 당뇨 초기, 대장염 진단을 받고 충격을 받았다. 가끔 술과 고기를 먹긴 했지만, 남들보다 딱히 더 많이 먹은 것 같지는 않았기 때문이다. 아침은 종종 건너뛰고, 점심과 저녁 두 끼만 한식 위주로 먹었다. 나름 건강하게 먹는다고 생각했는데 왜 문제가 생긴 건지 도통 이해하기 어려웠다. 건강 관련 블로그를 보다가 과일이 도움된다는 내용에 하루 두 끼, 아침과 점심에 과일 식사를 하기 시작했다. 저녁은 6시경에 한식으로 먹었는데, 속이 훨씬 편하고 좋았다. 2개월 후 다시 검사를 받아보니 모든 수치가 정상으로 돌아왔다.

내 몸을 독소 가득한 쓰레기통으로 만들지 마라

만성 피로는 독소의 축적에서 온다. 독소는 염증을 유발하는데, 그대로 두면 만성 염증으로 커지고, 계속 방치하면 결국 암이 된다. 그래서 몸속 세포와 조직에서 일어나는 염증을 보이지 않는 살인자라고 부른다.

독소가 문제라고 하면 마치 유사 과학, 비과학적인 것을 믿는 사람처럼 몰아가며, 그렇다면 병원에서 왜 독소 검사를 하지 않는지, 논문이나 임상으로 독소를 증명해 보라고 한다.

그러나 독소의 유무는 직관적으로 알 수 있다. 우리는 숨만 쉬어도 독소가 발생한다는 것을 알고 있다. 바로 이산화탄소와 활성산소다. 음식을 먹으면 대변과 소변으로 찌꺼기가 배출된다. 그 성분들이 유독하지 않은가? 하물며 그 외에 덜 소화된 음식물, 약물과 각종 화학 첨가물, 오염된 대기, 토양에 함유된 중금속 등 얼마나 많은 독소가 우리 몸으로 들어올까?

우리 몸은 매일 독소와 사투를 벌이고 있다고 해도 과언이 아니다. 한국인이 1년에 먹는 화학 첨가물의 양만 해도 약 25kg이고, 10년이면 250kg의 첨가물 독소가 내 몸에 들어온다. 매일 사용하는 계면활성제가 든 샴푸, 트리트먼트, 치약, 화장품, 세탁 세제, 주방 세제를 통해서 우리 몸으로 화학 물질이 스며든다. 마치 매일 쓰레기통이 꽉 차고, 주방 배수구에 음식물 쓰레기가 쌓여가는 것과 같다. 열심히 치우려는 노력을 하지 않으면 집은 온통 쓰레기와 악취로 가득하게 된다.

우리 몸도 마찬가지다. 열심히 처리하려는 노력을 조금만 게을리해도 독소가 쌓일 수밖에 없다. 그중에서도 간과하기 쉬운 것이 영양식으로 알고 있는 쌀밥이다. 한국인은 밥심이라는 말까지 있을 정도로 우리는 쌀을 사랑한다.

삼시 세끼 흰쌀밥이 당뇨를 부른다

한국인이라면 삼시 세끼 쌀밥을 통해 영양을 보충하는 것을 당연하게 여긴다. 그런데 우리는 밥만 먹는 것이 아니다. 간식으로 빵과 떡, 면 종류의 음식을 굉장히 선호한다. 이 음식 때문에 당분이 늘 초과 상태다. 과자나 디저트로 먹는 케이크도 한몫한다. 한국영양학회는 하루 기준 100~130g의 탄수화물을 추천한다. 밥 한 공기(210g 기준)에 들어 있는 당분의 양이 70g 정도이니 밥 1.5~2공기 정도 분량이다. 그런데 삼시 세끼 쌀밥으로 식사를 하면 적정량을 훨씬 초과한다.

빵과 과자, 액상과당이 든 음료수까지 먹는다면 200~300g을 훌쩍 넘길 수 있다. 설상가상으로 쌀은 100% 포도당이다. 포도당은 인슐린이라는 호르몬의 운반을 통해서만 세포로 이동할 수 있다. 인슐린을 만드는 기관은 췌장의 베타 세포다. 췌장에서 하루에 3번 이상 시도 때도 없이 인슐린을 부르니 췌장은 피곤하고 지친다.

지나친 당분은 많은 양의 인슐린을 요구한다. 이 과정에서 혈당 스파이크가 일어나 인슐린이 갑자기 많이 분비되면서 오히려 혈당은 뚝 떨어진다. 밥을 충분히 먹었는데도 허기가 빨리 지거나 공복감이 심하다면 저혈당 증세로 볼 수 있다.

이런 악순환이 반복된다면 인슐린 수용체의 기능이 떨어진 상태 또는 인슐린 민감도가 떨어진 상태다. 이것을 인슐린 저항성이라고 부른다. 인슐린 저항성이 생기면 몸 안에서 사용되지 못한 여분의 당분이 혈액에 끈적하게 남게 되고, 지방으로 바뀌어 저장되면서 고지혈증이 된다.

인슐린 저항성이 생기면 췌장도 점점 과로하게 되고, 결국 췌장의 베타 세포에 문제가 생겨 인슐린을 만들지 못하는 상황까지 간다. 이것이 당이 소변으로 빠져나가는 당뇨병이다.

당을 많이 섭취하면 일어나는 현상

초과한 포도당은 어떻게 될까? 평소에는 인슐린의 운반을 통해 몸속 필요한 곳으로 배달되지만, 인슐린이 태업하면서 목표한 곳에 도달하지 못한 당분은 몸속을 떠돌게 된다. 그러다 남은 단백질과 붙어서 최종당화산물 즉, 당독소가 된다.

당독소는 몸에서 불필요할 뿐만 아니라 오히려 세포와 신진대사의 기능을 떨어뜨리고, 세포 내의 다양한 효소에 결합하여 효소의 활성을 막는다. 당독소는 활성산소를 만들고 붙는 곳마다 염증을 일으킨다. 세포막에 결합하면 세포끼리의 신호 전달도 막는다. 사람도 조직 내에서 원활하게 일을 하려면 소통이 기본이듯, 세포도 서로 신호를 주고받는다. 그러나 당독소가 신호 전달을 막으면 신진대사에 장애가 생긴다. DNA에 손상을 일으키고 유전자 발현에 문제가 생기기도 한다. 콜라겐에 결합하면 혈관이나 조직이 딱딱하게 굳고, 호르몬 조절에도 문제가 된다.

당독소를 어떻게든 해결하기 위해 몸은 면역과 염증 반응을 일으킨다. 몸이 이렇게 당독소에서 벗어나려고 안간힘을 쓰는 와중에도 입에 계속 쌀밥이 들어온다면, 초과한 당분은 더 심각한 염증을 일으킨다. 밥을 먹었는데 오히려 더 피곤해진다. 염증만 생겨도 몸속 온갖 효소를 사용해 제거하려고 애쓴다. 넘치는 당독소 때문에 생명의 효소는 점점 줄어든다.

POINT

초과 당분은 독소와 염증을 만든다.

한국인은
췌장이 약하다

69세 강미숙 씨는 당 수치가 300이 넘어 인슐린을 맞아야 한다는 의사의 말을 듣고 너무 두려워졌다. 여생을 인슐린을 맞으며 살기는 싫었다. 흰밥을 좋아하긴 했지만 그래도 최대한 잡곡밥을 먹으려 노력했는데 억울하기도 했다. 간식으로 떡을 자주 먹어서 그런가 싶기도 했다. 인슐린 수치를 걱정하는 아들이 건강 서적과 과일 식사를 권해서, 독한 마음을 먹고 읽고 또 읽으며 실천했다. 키위, 블루베리, 딸기류의 저당도 과일과 토마토 위주로 먹고, 샐러드도 자주 먹었다. 당분간은 잡곡밥도 먹지 않고 고구마나 견과류로 대신했다. 그러자 한 달 만에 혈당 수치가 120으로 떨어졌다.

한국인에게 당뇨 발병률이 높은 이유

자연식을 하는 동물의 췌장은 사람과 비교하면 매우 작다. 60kg 몸무게를 가진 사람의 췌장 무게는 약 90g이다. 말의 몸무게는 540kg이고 췌장 무게는 330g이다. 소의 몸무게는 450kg, 췌장 무게는 308g이다. 양은 38kg에 췌장은 18.8g이다. 실험용 영장류의 경우 6.5kg 몸무게에 췌장은 18g이다. 체중과 췌장 무게의 비율을 표로 나타내면 아래와 같다.

가열조리식을 먹으면 효소 섭취가 부족해 소화 효소를 만드는 췌장이 비대해질 수밖에 없다. 만성질환은 효소 부족의 결과다. 자연식을 하는 그 어떤 동물보다 사람의 췌장은 2.5~7배 더 크다. 어떤 장기가 상대적으로 비대하다는 건 과하게 사용한다는 뜻이다. 한국인의 췌장은 서구인보다 더 당뇨병에 취약하다는 연구가 발표됐다. 그렇다면 쌀을 주식으로 먹는 한국인은 어떻게 췌장 건강을 돌봐야 할까?

	체중(kg)	췌장 무게(g)	췌장 비율(%)
사람	60	90	0.14
말	540	330	0.06
소	450	450	0.06
양	38	18.8	0.04
실험용 영장류	6.5	18	0.02

출처: Humbart Santillo, Food Enzymes, Hohm Press(1993)
J Korean Soc Transplant 2001:15:142~146

췌장은 소화 효소와 호르몬 분비, 두 기능을 함께 하는 섬세한 장기다. 소화 효소인 췌장액을 매일 2리터씩 만드는데, 췌장액은 탄수화물과 단백질, 지방을 소화하는 소화 효소인 아밀라아제, 프로테아제, 리파아제로 구성되어 있다. 위장에서 미처 다 소화하지 못한 음식물을 췌장의 소화 효소가 한 번 더 소화시키는 것이다. 우리 몸의 다양한 곳에서 소화 효소가 분비된다는 건 그만큼 소화가 중요하다는 뜻이다. 다시 한번 강조하지만, 소화 불량은 독소를 만든다.

췌장은 혈당과 관련된 두 가지 호르몬을 분비한다. 그중 인슐린은 혈당을 낮추고, 글루카곤은 혈당을 높인다. 두 호르몬은 시소처럼 적절하게 균형을 이룬다. 췌장은 소화 효소와 호르몬 분비라는 두 기능을 모두 수행하다 보니 쉽게 지치고 비대해진다. 당분이 지나치게 많은 음식을 꾸준히 먹으면 췌장의 기능이 둔해진다. 췌장 건강을 챙기지 않으면 췌장염이 생기고, 계속 방치하고 식습관을 바꾸지 않으면 만성 염증으로 인한 췌장암으로 발전한다.

췌장을 보호하는 생과일

우리 몸에는 가열조리식보다 자연식이 적합하다. 생과일의 다양한 성분은 췌장 세포를 보호하고 건강하게 만들어준다. 과일은 포도당과 과당, 자당으로 이루어져 있다. 과당은 인슐린 없이 간에서 바로 사용할 수 있는 에너지원이다.

과당이 중성지방으로 전환되어 간에 쌓인다고 아는 사람들이 있는데, 식후에 디저트로 추가 섭취하는 과일이 문제다. 과일을 공복이나 식사로 먹으면 과당이 쌓이지 않는다. 더군다나 생과일은 그 자체가 효소를 가지고 있어서 췌장을 자극하지 않는다. 효소 의학의 선구자 하웰 박사에 따르면 바나나 속의 효소는 장에서 활성화되어 소화를 돕는다고 한다.

생과일이 당뇨병을 예방한다는 연구 결과도 있다. 생과일의 성분은 인슐린 민감성을 높여준다. 〈임상 내분비학·대사 저널Journal of Clinical Endocrinology and Metabolism〉에 따르면, 하루 두 번 이상 생과일을 먹은 사람은 하루 0.5번 이하로 먹는 사람보다 당뇨병 발병률이 36% 더 낮은 것으로 보고됐다. 호주의 베이커 심장당뇨병연구소에서 참가자 7675명을 5년간 조사한 결과, 과일을 먹을수록 인슐린 민감도가 상승한다고 분석했다.

일본 국립암연구센터 연구팀도 45~74세의 일본인 9만 명을 17년 동안 장기 추적했는데, 생과일을 먹었더니 췌장암 발병 비율이 26% 줄었다는 결과를 〈국제 암 저널〉에 발표했다. 생과일은 췌장의 염증을 줄이고 인슐린의 민감도를 높여준다. 채소보다 과일 섭취가 영향을 미쳤다는 연구로, 채소 과다 섭취군은 췌장암 발병 저하에 영향을 끼치지 않았다고 한다.

과일은 흰쌀밥보다 더 안전하다. 수분, 식물 영양소, 비타민과 미네랄이 함유된 살아있는 효소 그 자체다. 과일이 당뇨병을 유발한다면 과일을 주식으로 먹는 유인원들은 모두 당뇨병에 걸려야 할 것이다. 과일 식사로 당뇨병에 걸렸다는 사람은 아직 들어본 적이 없다.

당뇨 환자에게 흰쌀밥보다 좋은 것

당뇨전단계나 당뇨병이 있는 경우에는 달콤한 과일 섭취가 불안할 수 있다. 쌀밥보다 안전하지만, 심리적인 불안감이 실제로 당을 높일 수 있다. 그렇다면 당도가 낮은 블루베리, 딸기나 키위, 토마토를 선택하는 것이 좋다. 그리고 브로콜리 같은 채소를 같이 먹는 것이 좋다.

브로콜리는 십자화과 채소로 설포라판과 플라보노이드가 풍부해 염증에 효과가 좋다. 의외로 비타민 C도 풍부한데, 레몬의 두 배에 달하는 비타민 C가 함유되어 있다. 양배추와 동일하게 위 점막 세포 재생에 도움이 되는 비타민 A도 풍부해서, 당분 조절과 함께 위염이나 장 상피 화생이 있는 분들에게 도움이 된다.

단호박과 브로콜리 수프를 매일 먹으면 췌장과 위장을 동시에 건강하게 만들 수 있다. 당뇨와 췌장암을 예방할 수 있는 지름길이다.

혈당 조절이 필요하다면 쌀밥을 줄이고 과일밥을 먹자.

액상과당과 과일의 당은
어떻게 다를까?

55세 진영국 씨는 LDL 수치가 145mg/dL까지 올라 해결책을 찾던 중이다. 과일을 먹으면 중성지방 수치가 올라간다는 말이 있어 과일을 좋아하지만 먹기가 어려웠다. 식후에 먹는 과일이나 액상과당이 문제라는 말을 듣고 아침과 공복에 과일을 먹었다. 주변에서 걱정하는 눈치였지만, 3주간 꿋꿋이 실천을 한 결과 LDL 수치가 80으로 떨어지며 정상으로 회복되었다.

우리가 아는 영양소는
음식의 일부일 뿐이다

본래 영양營養은 생물이 생명을 유지하는 데 필요한 성분 또는 그 성분을 얻기 위해 외부에서 섭취하여 소화, 흡수, 순환, 호흡, 배설하는 과정이라는 뜻이다.

영양소의 개념은 19세기 초반 영국의 의사이자 화학자인 윌리엄 프라우트에 의해 발견되었다. 그는 현재 대량 영양소라고 불리는 탄수화물, 단백질, 지방을 발견했다. 거기에 독일 과학자 유스투스 폰 리비히가 질소, 인과 칼륨 등의 미네랄을 추가했고, 폴란드의 생화학자 카지미르 풍크가 비타민을 더했다. 1970년에는 라이너스 폴링이 쓴 〈비타민 C와 감기〉라는 논문을 통해 그 중요성이 널리 전파되기 시작했다. 이것이 분자교정의학의 출발점이 되었고, 현재는 기능 의학이라는 이름으로 발전하고 있다.

분자교정의학의 이름에는 병의 증상보다 병의 원인이 제거될 수 있도록 영양소를 이상적으로 교정하자는 의미가 담겨 있다. 기능 의학은 영양 상태를 교정해서 몸의 기능까지 향상시키자는 개념이다. 표현만 다를 뿐 근본은 같다.

그러나 지나친 영양주의는 음식보다 영양을 더 우위에 두는 잘못을 범하기 쉽다. 달걀이나 과일이 아니라 콜레스테롤, 비타민, 섬유질 등의 성분이 우리 몸을 더 건강하게 만들어줄 수 있다는 느낌을 자아낸다. 음식은 뭔가 비과학적인 방법인 듯한 느낌을 주기도 한다.

영양소만 채운다고 해서 모든 질병을 피할 수 있는 것은 아니다. 질병의 원인은 그렇게 단순하지 않다. 음식과 환경, 심리적 요인들이 복합적으로 작용한다. 과학이 아무리 발전한다고 해도 지구상에 있는 40만 가지 식물의 영양을 다 분석할 수는 없다.

비타민도 단백질도 모르던 시절부터 생명체는 존재했다. 아무것도 모르는 야생동물은 본능에 따라 먹으면서 자신의 천수를 누린다. 음식과 영양소를 같은 선상에 놓고 보는 오류를 범해선 안 된다. 탐험의 시대에 괴혈병으로 죽어가던 영국 선원들을 살렸던 것은 비타민 C 알약이 아니라 레몬과 라임이었다는 것을 잊으면 안 된다.

정제된 액상과당이 위험하다

과잉 섭취된 당류는 당뇨병과 고혈압, 고지혈증과 심혈관 질환의 원인이 된다. 정제된 당분이 빠르게 혈당을 올리기 때문이다. 흰쌀밥, 빵, 과자, 면류 음식과 음료수의 액상과당이 문제다. 특히 액상과당은 가공식품 여기저기에 포함되어 있어서 무심결에 초과해서 먹기가 쉽다. 탄산음료 하나만 마셔도 약 25g을 훌쩍 넘긴다. 하루 당분 섭취량의 10% 양이며 각설탕 8개 분량이다. 만약 과자나 케이크, 떡볶이나 분식으로 한 끼를 했다면 하루 적정 섭취량의 2~5배를 초과할 수 있는 양이다.

액상과당은 고과당 옥수수 시럽으로 단당류인 포도당과 과당의 혼합액이다. 주로 음료수나 과자, 빵에 많이 들어 있고, 각종 가공식품과 레토르트식품에도 들어 있다. 심지어 '무설탕' '무첨가물'로 표기된 곳에도 액상과당은 들어 있다.

설탕은 포도당과 과당이 결정체로 만들어져 있지만 액상과당은 따로 떨어져 있어서 흡수도 더 빠르다. 설탕은 사탕수수나 사탕무에서 만들어지고, 액상과당은 옥수수에서 추출한다.

액상과당은 질병과 노화를 유발한다. 유타대학교에서 실험한 결과 액상과당을 먹은 쥐는 설탕을 먹은 쥐에 비해 폐사율이 2배 더 높았다. 듀크대 연구팀은 비알콜성 간질환이 있는 성인 427명을 대상으로 한 실험을 통해, 액상과당이 인슐린 저항성을 일으켜 대사 증후군과 지방간을 촉진한다고 발표했다.

세계보건기구에서도 액상과당 같은 첨가당 섭취량을 전체 열량의 10% 이하로 제한하도록 권고하고 있고, 추후 5% 이하로 더 줄이려 시도하고 있다.

과일의 당은 안전하다

과일의 당은 포도당과 과당, 자당으로 이루어진다. 과일 100g당 당분은 5~15g 정도이고 나머지는 모두 수분이다. 또한 섬유질과 수분이 함께 있어서 혈당 상승 문제를 일으키지 않는다. 과일의 당 지수는 잡곡보다도 더 낮다. 혈당지수는 현미와 고구마가 55이고, 사과와 포도는 각각 36, 46으로 매우 낮다. 키위나 블루베리, 딸기 같은 과일은 더 안전한 저당 지수 과일이다.

과일 대부분은 당뇨 환자들이 안심하고 먹는 현미밥이나 고구마보다도 안전한데 사람들은 괜히 불안해한다. 밥 한 공기(210g)를 먹으면 당 질량이 70g 정도다. 만약 과일로 당 질량 70g을 채우려면 500~1000g 정도를 먹어야 한다. 우리가 주식으로 먹는 쌀밥보다도 더 안전한 음식이 과일이다.

단, 과일은 씹어먹을 때 당 문제가 없다. 만약 주스나 과즙 형태로 먹는다면 액상과당과 마찬가지로 빠르게 혈당을 올려서 문제가 된다. 과일 주스를 매일 갈아 먹는다면 인슐린에 문제가 생겨서 저혈당증을 앓을 수 있다.

그런데 사람들은 액상과당과 과일의 과당을 같다고 생각한다. 그래서 과일 식사를 권하면 과일에는 당이 많아서 당뇨병 걸리고 살찌지 않냐며 불안해한다. 그렇지 않다. 과당果糖을 프룩토스fructose라고 하는데, 과일에 포함되어 있기에 이런 이름이 붙었다.

과당과 포도당이 결합하면 설탕이 된다. 포도당은 인슐린이라는 호르몬을 통해 온몸에 전달된다. 그런데 과당은 인슐린의 도움 없이 간으로 바로 직행하여 간에서 포도당과 글리코겐으로 전환하여 사용된다. 어찌 보면 간에서 직접적으로 사용하는 에너지 효율 1등급인 영양 성분이다. 스포츠 선수들이 운동 전후에 바나나를 먹는 이유는 문제 없이 에너지로 빠르게 전환해 주기 때문이다. 액상과당과 과일의 과당이 같다면 선수들은 바나나 대신 콜라를 먹을 것이다.

액상과당과 과일의 과당을 동일하게 생각하는 것은 현대 영양학의 분석적 관점의 오류다. 현대 영양학은 복잡한 것을 지나치게 단순한 구조로 이해하는 환원주의가 발달했다. 부분보다 전체를 이해하는 것이 더 현명하다. 자연의 산물 그 자체를 먹는 식사라면 영양소와 당분을 계산할 필요 없이 충분히, 양껏 먹으면 된다.

POINT

과일의 과당을 현대 영양학으로 이해하면 큰 오류가 생긴다.

췌장이 지치면
노화 가속화가 일어난다

76세 박영희 씨는 잡곡밥을 챙겨 먹지만 가끔 국수의 유혹을

이기기가 힘들다. 잘 참다가도 친구들만 만나면 칼국수가 너무

먹고 싶다. 유혹에 져서 칼국수를 먹고 나면 혈당 수치가 확 올

라가 버린다. 나이 때문에 당연한 걸까 싶다가도 당뇨를 생각

하면 두렵다. 방법을 찾다가 췌장에 도움이 된다고 알려진 딸

기, 사과, 아보카도, 새싹 샐러드, 두부, 아마씨를 먹게 되었다.

이후로는 칼국수도 많이 당기지 않고 혈당 스파이크도 없었다.

신기하게 몸은 더 좋아졌다.

노화의 첫 번째 원인, 산화

노화는 사람에 따라 빨라질 수도 있고 느리게 진행될 수도 있다. 그런데 최근에는 다시 젊게 되돌릴 수 있다는 연구 결과도 제시되고 있다.

2018년 세계보건기구는 노화를 질병으로 분류했다. 이 말은 노화는 필연이 아니라 치료가 된다는 의미다. 《노화의 종말》 저자인 하버드대 의대 데이비드 싱클레어 박사도 노화를 질병으로 보고 다시 젊게 되돌리는 방법을 이야기한다.

DNA 손상을 복구하는 단백질 인자를 쥐에 주입하자 다시 젊어지는 것을 확인했다. 기존 학설에서는 DNA 손상 자체를 노화의 원인으로 봤는데, 새 학설은 DNA를 수리하는 단백질의 기능 저하를 원인으로 지목한 것이다. 그러니 DNA 자체가 아니라 이 단백질만 수리하면 된다. 회춘, 다시 젊어지는 방법이 더 수월해졌다. 이 연구팀은 포유류 노화의 원인은 후성유전학적 정보의 소실이라는 내용의 논문을 2023년 1월, 세계적인 학술지 〈셀Cell〉에 발표했다.

우리 몸의 노화를 앞당기는 변화 두 가지가 있는데, 바로 산화酸化, oxidation와 당화糖化, glycation다.

산화는 물질이 산소와 결합하는 것으로, 철이 녹스는 형태도 산화다. 우리 몸에서 일어나는 산화는 세포와 조직, 장기의 건강을 악화시킨다. 체내에서 일어나는 자연스러운 반응이지만 지나친 산화, 즉 지나친 활성산소의 증가는 문제가 된다. 적당한 활성산소는 체내 세균과 바이러스를 처리하는 역할을 하지만, 지나치면 체내 조직이 자극을 받고 산화스트레스 상태가 된다.

활성산소는 불안정한 특징이 있어서 세포의 DNA나 세포막과 결합하려 한다. 이 과정에서 DNA가 손상되고 세포막의 변형이 일어난다. 산화스트레스가 증가하면 곧 질병이 심해지는 상황으로 이어진다. 산화스트레스는 고지혈증, 동맥경화증, 심혈관 질환과 다양한 알레르기, 암 등 노화와 질병의 원인이다.

콜레스테롤이 범인으로 오해받던 심혈관 질환도 요즘은 산화스트레스에 주목하고 있다. 혈관 벽에 붙은 콜레스테롤이 산화스트레스에 의해 딱딱해지면 백혈구의 포식 작용이 일어나면서 혈관이 좁아지고 동맥이 딱딱해지는 현상으로 이어진다. 산화스트레스는 혈관에 문제가 생겨 일어나는 협심증이나 뇌졸중 등의 심각한 질환으로 이어진다.

암의 원인도 활성산소에서 찾을 수 있다. 암세포는 저산소 환경에서 자란다. 이런 환경에서도 자랄 수 있도록 암세포의 성장을 돕는 저산소 유도인자 단백질이 있다. 활성산소는 이 단백질을 활성화해 암세포를 더욱 성장시키는 역할을 한다고 〈사이언티픽 리포트〉에서 발표했다.

마찬가지로 활성산소가 가득한 몸은 췌장의 베타 세포에도 영향을 미친다. 췌장의 베타 세포는 인슐린을 분비하는데, 활성산소의 공격을 받으면 그 기능이 떨어진다. 인슐린의 문제로 당뇨전단계와 당뇨병이 생긴다.

온몸이 염증으로 변하는 당화

당화는 당이 단백질이나 지질에 결합하는 것을 말한다. 당화된 단백질이나 지질을 최종당화산물이라고 하는데, 죽상동맥경화증, 심근경색, 뇌졸중, 알츠하이머, 고혈압, 말초혈관 질환, 당뇨병 등 많은 만성 퇴행성 질환의 원인이 된다. 기미와 피부 주름을 촉진하기도 해서, 노화를 측정하는 바이오마커로도 사용된다. 당분이 섞인 독소라는 뜻의 당독소라고도 불린다.

당독소는 사람들이 좋아하는 음식에서도 찾아볼 수 있다. 바삭바삭한 치킨, 숯불에 구운 고기, 빵이나 과자, 면류나 케이크 등에 많은데, 달콤하면서 고소한 맛을 내는 요리나 가공식품이라면 당독소가 많다고 의심해 볼 만하다.

당독소는 혈관과 조직에 쌓여 염증을 일으킬 수 있다. 아무리 젊은 사람이라도 라면, 햄버거, 치킨, 피자 같은 배달 음식을 자주 먹으면 당독소가 쌓여서 노화가 앞당겨지고 질병이 찾아온다. 요즘은 이것 때문에 젊은 당뇨, 젊은 치매, 젊은 암이 늘어나는 추세다.

차곡차곡 쌓이는 당독소를 해독 시스템으로 전부 감당하기란 힘들다. 췌장의 베타 세포 기능에 문제가 생기기 때문이다. 최근 인슐린 저항성이나 췌장 기능이 약해진 당뇨전단계라면, 당독소가 내 몸에 염증을 만들고 있는 것은 아닌지 의심해 볼 필요가 있다.

노화를 거꾸로 돌리는 회춘 식사법

노화의 반대어로 노화를 막거나 지연시킨다는 의미의 항노화抗老化, Anti-aging를 사용한다. 인체를 좀 더 자세히 들여다보면 노화를 빠르게 할 수도 있고, 거꾸로 젊어질 가능성도 있다. 실제로 세포는 더 젊어질 수 있다. 과학계의 다양한 이론들이 노화가 필연적 운명이 아님을 뒷받침해 주고 있다.《노화의 종말》에서 소개한 사례처럼 쌍둥이 쥐 중 한 마리는 다시 젊음을 되찾았다.

회춘 식사법은 산화와 당화를 줄이는 것이 목표다. 산화스트레스와 고혈당을 줄이면 염증이 사라지고 다시 젊어진다. 산화스트레스를 줄이려면 체내 산소 소모량을 줄이는 소식 그리고 간헐적 단식이 좋다. 장수마을로 유명한 그리스 이카리아 지역 사람들은 1년의 절반을 금식하는 것으로 알려졌다.

소식이 장수의 비결인 것은 누구나 아는 사실이다. 과식이나 과음은 물론, 과산화 지질이 많은 튀긴 음식이나 과자를 많이 먹으면 활성산소는 증가한다. 지나치게 운동을 많이 할 때도 산소 소모량이 늘면서 활성산소가 증가한다.

인체는 다양한 항산화 시스템을 이용해 활성산소를 중화한다. 글루타티온, SOD, 알파-리포산, 코엔자임 Q10, 카탈라아제가 모두 몸에서 활성산소를 중화시키는 항산화 시스템이다. 비타민 A, C, E와 토마토의 라이코펜, 사과와 양파의 퀘르세틴, 포도의 레스베라트롤, 딸기의 피세틴, 아보카도와 양배추와 브로콜리의 NMN nicotinamide mononucleotide은 활성산소를 줄이고 세포와 세포 내 미토콘드리아의 기능을 강화한다.

베타-카로틴이 풍부한 당근과 토마토, 양배추와 호박도 좋다. 당근즙 한 잔에는 무려 20g의 베타-카로틴이 들어 있다. 당근, 토마토 주스는 오래전부터 건강을 챙기는 사람들이 애용했다. 아몬드와 들기름, 올리브오일, 아마씨 등 견과류와 씨앗류에는 비타민 E가 풍부해 세포막 변성을 막는다. 당근토마토주스 1잔, 샐러드에 올리브오일과 아몬드를 곁들여 밥으로 먹는 것도 좋다. 하루 한 끼라도 살아있는 과일과 채소류를 충분히 먹는 습관은 산화 방지에 큰 도움이 된다.

만약 현재 당 수치가 높고 당화가 심한 몸이라면 무엇보다 액상과당이 함유된 가공 음료와 가공식품, 빵이나 과자류를 반드시 줄여야 한다. 잡곡류도 최소로 줄이는 것이 좋다. 통밀이나 현미, 잡곡도 최소한으로 줄이는 것을 권한다. 일주일만 해도 혈당 수치가 파격적으로 떨어질 것이다. 혈당 수치가 200에서 120까지 5일 만에 개선된 사례도 있다.

대신 섬유질과 수분과 효소가 풍부한 당분을 에너지로 취하면 된다. 과일, 당근, 고구마, 감자, 야콘 등을 통해 당분을 에너지로 공급할 수 있다. 이 살아 있는 자연의 음식은 혈당과 염증에 안전하다.

산화와 당화를 막는 회춘 식사법을 선택하자.

당뇨를 예방하는
세포 해독식

56세 김진옥 씨는 당뇨병으로 고생하셨던 어머니의 가족력이 자신에게도 나타나지 않을까 노심초사했다. 특히 최근에는 혈당이 서서히 오르기 시작하며 정상 수치에서 조금씩 벗어나기 시작했다. 불안한 마음이 점점 커지던 중, 가족력과 유전자보다 환경이 더 중요하다는 후성유전학의 설명을 듣고 희망을 품게 되었다. 앞으로는 인슐린 저항성을 일으키지 않는 식사법을 잘 배워서 지키면 되겠다는 생각이 들며 안도하고 있다.

미토콘드리아가 손상되면 암세포가 된다

질병은 세포 손상에서 출발한다. 신진대사의 핵심은 세포의 미토콘드리아 기능에 달려 있다고 해도 과언이 아니다. 미토콘드리아는 세포 속에 있는 소기관이다. 주로 자동차의 엔진처럼 몸속 ATP adenosine triphosphate, 즉 에너지를 생산한다. 기운이 나고 체력이 좋다는 것은 세포 미토콘드리아의 기능이 제대로 이루어지고 있다는 의미가 된다. 반대로 몸에 기운이 없고 여기저기 염증이 많이 발생한 상태라면 미토콘드리아의 기능이 저하된 것이다. 그 외에도 미토콘드리아는 칼슘 대사를 조절하고 활성산소도 중화시키며 세포의 주기와 성장 조절에도 관여한다. 또한 문제가 생긴 세포의 세포자살을 일으킨다.

최근 암을 대사 질환 관점에서 주목하고 있는데, 특히 미토콘드리아 기능 이상에 초점을 맞추고 있다. 〈타임〉과 〈네이처〉에서 2010년에 동시 발표한 후성유전학도 암은 유전 질환이 아니라 대사 질환임을 증명하고 있다. 운동, 수면, 식단, 공기 등의 환경요인으로 세포 내 미토콘드리아가 변성이 일어나면 암세포가 만들어진다. 세포에 문제가 생겨서 세포자살을 해야 하는 시점인데, 미토콘드리아 기능 이상으로 오히려 빠르게 분열하는 상태가 암세포다. 미토콘드리아의 기능을 복구하거나 증가시키는 쪽으로 신약 개발 연구 분야도 늘어나는 추세다.

암뿐만이 아니다. 당뇨의 요인도 미토콘드리아 기능 손상에서 찾는 관점이 많아지고 있다. 고혈당이 되면 과도한 당분과 활성산소가 발생하고, 산화와 당화를 모두 일으키며 많은 질병의 씨앗이 된다. 고혈당으로 인한 혈관과 세포, 세포 속 미토콘드리아 기능 장애로 이어지며 췌장의 베타 세포도 손상된다.

세포 독소를 해결하는 오토파지

그런데도 우리 몸은 늘 희망을 준다. 우리 몸은 스스로 독소를 해독한다. 몸에는 해독 장치가 매우 많다. 자가 해독 시스템을 오토파지라고 부르는데, 스스로auto 먹는다phagy는 뜻의 합성어다. 자가포식 작용이라고도 하며, 오스미 요시노리 교수가 발견하여 2016년에 노벨상을 받았다.

오토파지는 세포의 불필요한 성분을 세포가 스스로 파괴하는 것이다. 세포에 영양 성분이 부족하거나 병원균이 침입하면 세포 스스로 사멸을 유도한다. 노화 세포나 병든 세포, 독소가 많은 세포가 이에 해당한다. 우리 몸은 수많은 세포가 매일 생성되는데도 불구하고 오토파지 덕분에 세포 수가 일정하게 유지된다.

병에 걸렸다는 건 오토파지가 제대로 이루어지지 않는 상태를 말한다. 당뇨병, 알츠하이머, 파킨슨병, 치매나 루게릭병은 몸속에 독소가 쌓인 결과다. 질병 없는 몸을 위해서는 오토파지가 잘 일어날 수 있도록 환경을 만드는 것이 중요하다.

　오토파지는 세포 내 영양이 부족할 때, 즉 간헐적 단식을 할 때 잘 유도된다고 알려져 있다. 오키나와 과학기술 연구소는 간헐적 단식을 한 후 44가지 대사 물질이 놀라울 정도로 늘어난다는 연구 결과를 2019년에 보고했다.

저녁 채소 올리브 볶음이 장수의 비결

100세 이상의 장수인이 많이 사는 지역을 '블루존'이라고 부른다. 이탈리아의 사르데냐, 일본의 오키나와, 코스타리카의 니코야, 그리스의 이카리아, 미국 캘리포니아의 로마린다, 싱가포르를 블루존으로 꼽는다. 그리고 이들 지역에서는 한 가지 공통점이 있다. 바로 식물 중심의 식사를 한다는 것이다. 이 지역의 장수인들은 과일과 채소, 올리브오일 같은 식물성 기름을 많이 먹는다.

　과일과 채소 중심의 식물성 식단은 세포 해독 기능을 하는 글루타티온을 활성화한다. 글루타티온의 항산화력은 비타민 C의 100만 배 효과가 있다고 알려져 있고, 인체를 산화시키는 활성산소를 중화하는 역할을 한다. 주로 색깔이 다양한 과일과 채소에 함유되어 있다.

진하고 다양한 색의 식물 영양소는 세포 내 해독 효소를 만들어내는 Nrf2 Nuclear factor erythroid-2-related factor 2를 더욱 활성화한다. Nrf2는 항산화 유전자에 영향을 주는 대표적인 인자다. 강황의 커큐민이나 브로콜리의 설포라판도 Nrf2를 활성화해서 항염증과 항암에 효과가 있다.

과일과 채소의 식이섬유는 장내 미생물에도 꼭 필요한 영양 성분이다. 장내 미생물은 식이섬유를 먹고 단쇄지방산을 만들어낸다. 단쇄지방산은 미토콘드리아의 연료다. 미토콘드리아는 포도당을 이용해 에너지를 만들기도 하지만, 포도당이 부족하면 지방 대사산물인 케톤을 이용해 더 효율적인 에너지를 만든다고 알려져 있다.

따라서 세포를 해독해 미토콘드리아 기능을 강화하려면 당분이 적은 식물성 기름 위주의 식사를 하는 것이 좋다. 당뇨전단계나 당뇨가 있다면 저녁 식사만큼은 현미 잡곡밥 대신 채소볶음 요리를 권한다. 이때는 해바라기유나 카놀라유, 콩기름을 사용하면 안 된다. 엑스트라 버진 등급의 올리브오일이나 코코넛오일, 들기름이 좋다.

기름의 산화가 걱정된다면 먼저 채소를 볶은 후 맨 마지막에 기름을 둘러도 좋다. 당뇨인의 저녁 식사로는 과일도 먹지 않는 것이 좋다. 오직 장내 미생물의 먹이와 식물성 기름으로 미토콘드리아의 기능을 활성화하는 방법이 좋다. 이렇게 하면 장수 유전자가 활성화되는 조건도 충족된다.

동물성 단백질을 줄여서 IGF-1의 농도가 낮아지면 장수 유전자가 활성화되는 것으로 알려졌다. 소식과 간헐적 단식도 장수 유전자를 활성화한다. 저녁에 과일과 곡물 대신 채소볶음 요리를 먹으면 세포의 힘을 키워주는 식사가 된다. 아침에는 저당도 과일, 저녁에는 다양한 채소 올리브오일 볶음을 먹으면 금세 혈당이 안정될 것이다.

아침 식사는 저당도 과일로 세포를 해독하고,
저녁 식사는 채소볶음으로 미토콘드리아의 기능을 극대화하자.

장수하는 사람들은
췌장이 튼튼하다

67세 김태산 씨는 2교대로 야간 업무를 하는 날에는 어김없이 몸이 불편했다. 숙직실에서 잠을 자기는 하지만 집에서 잘 때와 뭔가 다르고, 일하다가 끼니를 놓칠지 몰라서 편의점에서 빵, 음료수 등 이것저것 사서 숙직실에 채워 놓았다. 속이 안 좋아 병원에 가니 당뇨 초기와 역류성 식도염이라는 진단을 받았다. 무엇보다 밤에 잠을 편히 자지 못한다는 생각에 과연 나을 수 있을지 걱정이 되었다. 생활 전반에 대한 상담을 받은 후, 장소는 다르지만 그래도 밤 10시~04시 사이에는 잠을 잔다는 사실에 주목하며 마음을 편하게 먹었다. 그리고 편의점 빵이나 김밥 대신 바나나, 블루베리, 당근, 아몬드를 숙직실에 두고 먹었다. 생각과 음식을 바꾸니 몸과 마음이 모두 달라졌다.

장수 유전자 없이도 장수하는 오키나와 전통식

내셔널 지오그래픽의 연구원 댄 뷰트너가 선정한 세계적인 장수마을들 '블루존'에는 100세 이상의 노인이 많고, 암과 심혈관 질환, 고혈압, 당뇨병 같은 만성질환을 앓는 사람이 없다. 이곳 사람들은 어떻게 생활하고 어떤 음식을 먹는 것일까?

만성질환 사망률이 1위인 우리나라와 비교해 볼 때 확연하게 차이가 나는 부분이 있는데, 췌장을 자극하지 않는 식사를 한다는 것과 식사에서 곡물이 차지하는 비중이 작다는 것이다.

블루존의 식사는 장수 유전자가 없어도 장수를 할 수 있게 한다. 7가지 장수 유전자 중 폭소3 FOXO3는 인종과 무관하게 생존 기간을 늘린다고 영국 바이오뱅크 데이터가 2017년에 밝혔는데, 일본 오키나와 사람들에게는 이 장수 유전자가 없다. 그런데도 일본의 다른 지역이나 미국, 그리스의 평균 수명보다 오키나와 사람들의 수명이 3~5년 더 길다.

치매와 뇌졸중 환자도 거의 없는데, 그 이유를 오키나와 전통식에서 찾았다. 이 오키나와 전통식을 미국인 150명에게 4주 동안 먹게 했더니 혈압이 확연하게 떨어지고 건강이 개선되었다.

오키나와 전통식은 자색 고구마, 감귤류인 시쿠와사, 채소 고야, 해조류인 우미부도와 모즈쿠 그리고 돼지고기와 콩으로 구성되어 있다. 댄 뷰트너에 의하면 전체 식단의 67%가 고구마라고 하고 밥이 12%, 채소가 9% 정도이니 고구마가 주식인 셈이다. 특히 자색 고구마는 보라색의 항산화 성분이 풍부해서 인기가 많은 음식이다. 고구마는 쌀밥 같은 곡물에 비해 식이섬유가 풍부하고, 혈당을 빠르게 올리지 않는다. 탄수화물 공급원으로 쌀에만 지나치게 의존할 필요는 없다. 현미와 고구마의 당 지수는 55로, 당뇨와 다이어트에 적당한 건강식이다. 밥 대신 고구마로 대체하거나 한 끼 식사를 고구마로 하면 건강에 더 좋다.

시쿠와사는 오키나와에서 많이 먹는, 신맛이 나는 감귤류 열매다. 비타민 C가 풍부하고 뇌 신경세포의 활성을 높이는 노빌레틴nobiletin 성분이 일반 감귤류보다 12배 많다고 알려져 있다. 노빌레틴에는 항염, 항암 작용이 있고 뉴런의 신호 전달 체계를 강화하는 데 효과가 있다. 오키나와에 치매와 뇌졸중 환자가 거의 없는 이유다. 과일의 항산화 성분을 풍부하게 먹을수록 질병과 멀어짐을 이 장수마을 사람들이 확인시켜 준다.

장수마을이 대부분 섬인 이유

특이하게도 우리나라에서는 많이 먹지 않는 고야라는 음식이 전통식에 포함되어 있다. 여주라고도 부르는데, 쓴맛이 나기 때문에 인기가 없다. 그런데 이 고야의 성분이 췌장 기능을 강화해 주는 것으로 알려졌다.

카란틴charantin이 천연 인슐린처럼 작용하며 췌장의 인슐린 분비를 촉진해 주는데, 여주를 먹은 당뇨 환자들의 혈당 수치가 개선되었다는 연구 결과가 나왔다. 미 캔자스대 연구팀은 고야의 플라보노이드와 폴리페놀 성분이 암세포의 성장을 늦춘다는 연구 결과를 발표했다.

섬마을 사람들은 바다에서 나는 해조류를 많이 먹는다. 장수마을 대부분이 섬이라는 공통점은 우연이 아니다. 우리나라 제주도 해녀들도 고혈압과 당뇨병 같은 만성질환이 육지 사람들보다 훨씬 적다. 해초 밥상이 만성질환에서 멀어지게 하기 때문이다.

오키나와의 오오기니 마을 사람들은 늘 우미부도를 먹는다. 우미부도는 '바다 포도'라 불리는 해초다. 모습이 알알이 맺힌 포도와 비슷해서 붙여진 별명이다. 우미부도의 어떤 성분이 질병을 예방하는 것일까? 한때 항암에 좋다고 유명했던 후코이단이 그 성분이다. 정상적인 세포는 그대로 두고 암세포만 공격하는 특징 덕에 여러 연구가 진행됐다.

해조류에는 그 외에도 칼슘이나 철분 같은 미네랄이 풍부해 전해질의 균형을 잡아주고 피를 맑게 해준다. 모즈쿠라는 실 같은 갈조류도 매일 섭취한다. 우리나라로 치면 김 같은 느낌이다. 모즈쿠도 우미부도와 같이 후코이단과 미네랄이 풍부한 것으로 알려져 있다.

오오기니 사람들은 육류도 섭취한다. 모유에 함유된 단백질이 하루 총 칼로리의 약 7%인데, 돼지고기도 딱 그 정도인 40g만 섭취한다. 요리도 가장 독소 배출이 적다는 삶는 방식으로 해서 기름기를 빼고 살코기 위주로 섭취한다. 과일과 채소, 해조류와 콩은 돼지고기의 10배가 넘는 양인 약 400g 정도를 먹는다고 한다.

지중해 식단의 핵심은 올리브오일

지중해 식단은 수년간 세계 1위 건강식으로 뽑혔다. 이 지중해 식단에서 빼놓을 수 없는 것이 바로 올리브오일이다. 블루존으로 선정된 그리스 이카리야 사람들은 올리브오일을 매우 풍부하게 먹는다. 다양한 채소에 올리브오일을 듬뿍 넣어서 볶아 먹는데, 채소와 건강한 기름의 조합이기에 혈당이 상승하지 않고 포만감은 풍부하다. 잘 익힌 채소를 먹으면 위가 약한 사람들도 소화 흡수가 잘 된다.

올리브오일은 불포화지방산으로 세포막과 지방으로 이루어진 뇌세포에 풍부한 영양을 공급한다. 두뇌가 성장하는 시기의 어린이와 청소년기에 꼭 필요한 건강한 기름이다. 특히 가공 식품과 햄버거, 치킨을 좋아하는 어린이일수록 건강한 기름이 더 필요하다. 과산화 지질과 트랜스 지방이 염증과 두뇌 성장 지연을 일으킬 수 있기 때문이다. 만약 올리브오일의 독특한 향이 불편하다면 들기름을 반씩 섞어서 요리해도 좋다.

음식만큼 중요한 숙면

장수마을 사람들은 활동과 휴식의 경계선을 확실하게 지킨다. 일할 때는 일하고, 잘 때는 자는 것이다. 잠을 잘 자야 췌장이 튼튼해진다. 잠을 자는 사이에 나오는 멜라토닌 호르몬이 췌장을 튼튼하게 한다는 연구 결과도 있다. 어린이는 잠을 잘 자야 키가 쑥쑥 자란다. 잘 자야 다이어트도 잘되고 암세포도 처리된다. 수면 중 나오는 멜라토닌은 숙면을 유도하고 세포의 재생과 복구를 돕는다. 이 소중한 호르몬이 췌장의 세포까지 회복시킨다는 연구 결과가 있다.

동물에 멜라토닌을 투여하자 공복 혈당 수치는 줄고 인슐린 수치는 늘었다. 췌장의 베타 세포는 인슐린을 분비한다. 베타 세포가 튼튼하면 인슐린 분비에 문제가 없다. 이 호르몬은 잠을 잘 자야만 분비된다. 뇌의 송과선에서 분비되는데 낮에는 작동하지 않고 불이 꺼진 밤에만 작동한다. 멜라토닌 호르몬은 밤 10시~새벽 2시 사이에 분비된다. 저녁 7시 이후에는 지나친 육체 활동을 삼가며 몸을 편안하게 하고, 잠을 잘 수 있는 몸으로 전환하며 일찍 잠드는 습관이 중요하다.

POINT

장수마을의 요리는 췌장을 자극하지 않는다.

독소 가득한 환경에서 건강하게 살아가기

자연은 우리에게 많은 것을 준다. 따스한 햇볕과 시원한 비, 맑은 공기, 단단한 대지. 이 중 하나만 없어도 우리는 생명을 유지하기 힘들다. 그런데 우리는 자연의 소중함을 모르고 제멋대로 굴기만 한다. 들판에서 뛰어놀아야 할 가축을 비좁은 철창에 가두고, 영양소 가득한 재료에 각종 첨가물을 넣어서 먹인다. 결과적으로 가장 크게 피해를 보는 건 인간이다. 잘못된 음식을 먹은 인간의 몸은 독소로 가득 차서 과거에는 없던 질병에 시달리고 있으니 말이다.

음식을 섭취하고 소화하는 건 매우 복잡한 작업이다. 입에서 위, 간, 장, 췌장에 이르는 소화 기관 중에 어느 것 하나만 망가져도 소화는 제대로 진행되지 않는다. 그런데 주변을 한번 둘러보자. 가볍게는 소화불량부터 과민 대장 증후군, 심하게는 위염에서 암까지 누구 하나 성한 사람이 없다. 자연의 질서와 소화기의 기능을 고려하지 않고 아무렇게나 먹는 현대인의 식습관이 각종 질병과 대사 질환으로 나타나고 있다.

더 늦기 전에 우리는 건강한 음식, 우리 몸이 원하는 음식이 무엇인지 생각해 볼 필요가 있다. 각종 인스턴트식품과 가공식품은 당장 혀를 즐겁게 할지는 모르지만, 소화 기관을 편하게 하지는 않는다. 육식은 덩치를 크게 만들고 힘을 주는 것처럼 느껴지지만, 소화 중에 독소를 내뿜어 장내 세균들의 균형을 심각하게 어지럽힌다. 그런데도 단지 맛있다는 이유만으로 그 음식들을 먹어야 할까?

이 책에서 제시하는 핵심 솔루션은 아침 과일과 식전 과일, 채소류, 견과류, 통곡식 위주의 식단이다. 오전 공복에 과일을 먹으면 체내 독소 배출을 도와서 신진대사를 활발하게 한다. 식전 과일은 효소를 공급해 소화를 도와주고, 현미 등 통곡식과 푸른 채소는 대장 기능을 활발하게 만든다. 혹시 영양 부족에 시달리지는 않을까 걱정하는 사람이 있다면, 따로 고기나 영양제를 먹지 않아도, 우리 몸은 과일과 채소만으로도 충분한 에너지를 만들어낼 수 있다는 사실을 이번 기회에 꼭 느껴봤으면 좋겠다. 그게 바로 자연의 섭리이기 때문이다.

다시 말하지만 현대인은 독소가 가득한 환경에서 생활하고 있다. 아침에 일어나서 치약과 샴푸, 화장품 등의 화학 물질로 몸을 단장하고, 온종일 매연과 조미료, 합성 첨가물을 먹으며 일한다. 차를 한 잔 마셔도 환경 호르몬이 나오는 플라스틱 컵을 사용하고, 각종 유해 물질이 가득한 물품을 쇼핑한다. 이렇게 독소의 위험이 늘 우리 주위에서 도사리는데, 굳이 먹는 음식까지 독소가 들어 있는 걸 고를 필요는 없다. 자연에 가까운 음식을 먹을 때 우리 몸은 가장 건강하다.

당장 과일식과 현미 채식 위주의 밥상을 차리기는 어려울지 모른다. 치킨과 구운 고기, 자극적인 인스턴트식품의 유혹을 떨쳐내기란 쉽지 않다. 직장 생활의 스트레스가 의지를 약하게 만들 수도 있고, 회식 같은 자리에서 나만 건강하겠다며 유별나게 굴기도 어렵다. 다만 이 사실을 기억하고 조금씩 실천하다 보면 어느새 날씬하고 건강한 몸으로 변한 자신을 발견할 수 있을 것이다.

자연은 완벽하고, 우리 몸에 맞는 음식은 자연으로부터 온다는 사실을 잊지 말자.

부록

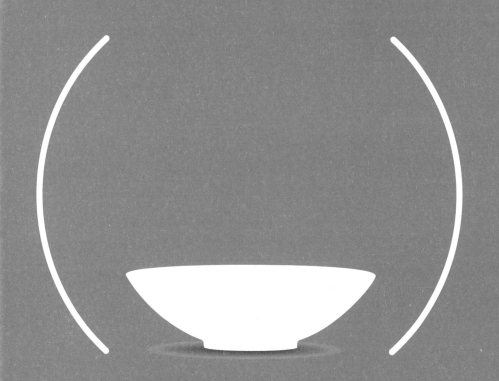

부록

과일의 종류와 함께 먹으면 좋은
과일 조합

단맛 과일	청포도, 망고스틴, 바나나, 대추, 무화과, 감
신맛 과일	망고, 파인애플, 오렌지, 레몬, 귤, 딸기, 석류, 라임, 사과, 복숭아, 포도, 블루베리, 체리
지방이 많은 과일	아보카도, 코코넛, 올리브, 두리안
멜론 종류	멜론, 수박, 참외, 파파야

1   과일은 위의 표와 같이 단맛, 신맛, 지방이 많은 것, 멜론 종류 이렇게 네 가지로 구분한다.

2   단맛과 신맛의 과일은 섞어 먹어도 괜찮다.

3   지방이 많은 과일과 신맛 과일의 조합도 괜찮다.

4   단맛 과일, 신맛 과일, 지방이 많은 과일을 동시에 먹는 것은 지양하는 게 좋다. 자칫하면 소화불량을 일으킬 수 있기 때문이다.

5   멜론 종류의 과일은 단독으로 먹는 게 좋다.

과일식을 시작하는 사람들을 위한
단계별 5주 식단

주차	오전 (7시~12시)	점심 (12시~14시)	저녁 (18시~20시)
1	과일 1개	과일 1개 + 한식	과일 1개 + 한식
2	과일 2개	과일 1개 + 한식, 채소, 버섯류 3종	과일 1개 + 한식, 해조류 1종, 양배추
3	과일 2개	과일 1개 + 한식, 채소, 버섯류 3종	과일 2개 + 한식, 해조류 1종, 양배추
4	과일 3개	과일 1개 + 한식, 채소, 버섯류 3종	과일 2개 + 구운 현미
5	과일 3개	과일 1개 + 한식, 채소, 버섯류 3종	과일 3개 + 구운 현미

1 오전 공복 과일 섭취는 생각처럼 쉽지 않다. 처음부터 과욕을 부리지 않도록 주차별로 조금씩 과일의 양을 늘리고, 점차 일반식을 자연식으로 바꿀 수 있는 식단표를 정리해 보았다.

2 1주 차에는 음식 제한 없이 과일을 하나씩만 챙겨서 먹어보자. 오전에 하나, 점심과 저녁 식사 전에 하나씩 3개를 먹는다.

3 2주 차에는 과일을 하나 더 늘려서 총 4개를 먹고, 3주 차에는 5개, 4주 차에는 6개를 먹는다.

4 전체 식사에서 과일의 비중을 50% 정도까지 늘리면 소화불량이 사라지는 것은 물론 빠르게 체지방을 감량할 수 있다.

5 모든 식사는 섭취 주기인 저녁 8시 전에 끝내는 것이 좋다.

류쌤이 추천하는
최고의 과일 자연식 일주일 식단

	아침	점심	저녁
신체 주기	**배출 주기(해독)** 04~12시	**흡수 주기(흡수)** 12시~20시	**동화 주기** **(합성, 재생, 치료)** 20시~04시
	• 아침 과일은 간과 장이 건강해짐	• 신선하고 담백한 한식 위주 • 미역, 다시마 등 해조류 최대한 많이 먹기	• 저녁 8시까지 식사 종료 • 숙면하기
일	물 한 컵, 오전 중 사과 3개 또는 사과 1개, 오렌지, 참외 등 제철 과일 2개	현미 잡곡밥, 나물 반찬, 두부 요리, 새송이버섯볶음, (백)김치, 오이고추, 생김, 곰피	사과, 오렌지 등 제철 과일 3개 먹고, 30분 후 볶은 현미 1.5컵 (종이컵 기준) 꼭꼭 씹어 먹기 또는 현미 잡곡밥과 3가지 쌈채소로 간단하게!
월		현미 잡곡밥, 나물류, 다시마, 콩자반, (백)김치, 양배추쌈, 표고버섯볶음, 연어 샐러드	
화		현미 잡곡밥, 나물류, 멸치볶음, 버섯볶음, 미역 초무침, 두부 요리, 케일, 깻잎, 상추 등 쌈채소	
수		현미 잡곡밥, 나물류, 멸치볶음, 오이고추, 쌈다시마, 콩자반, 생김, 삼치구이, 양배추	
목		현미 잡곡밥, 나물류, 오이고추, 파프리카, 곰피, 깻잎, 케일, 상추 등 쌈채소	
금		현미 잡곡밥, 나물류, 다시마, 버섯 요리, 양배추, 생김, 고등어구이, 백김치, 두부 요리, 파프리카	
토		현미 잡곡밥, 나물류, 생김, 멸치볶음, 새송이버섯볶음, 케일, 상추, 깻잎, 양배추, 미역	

1 사과, 포도, 딸기, 감 등 제철 과일과 오렌지, 파인애플, 바나나 등 사시사철 구할 수 있는 과일을 넉넉하게 준비한다.

2 과일 크기는 사과 중과 정도로, 수량은 3개(소과일 경우 4.5개) 이상 준비한다.

3 과일은 한 번에 한 종류만 먹는 게 좋다. 다양한 과일을 먹을 때에는 30분 간격을 두고 먹는다.

4 라면, 떡, 빵, 케이크, 과자 등 혈당지수 55 이상 되는 음식과 탄산음료, 주스, 햄버거 등 가공식품은 먹지 않는다.

5 국물이 없는 채소 위주의 한식으로 먹는다.

6 식사 시간은 25분 이상을 준수하고, 30번씩 꼭꼭 씹어서 먹는다. 입에서 죽이 되게 한 뒤에 삼킨다고 생각하면 좋다.

7 식사 중이나 식후에 바로 물을 마시지 않는다. 물은 소화가 완료된 후에 마신다.

8 사차인치, 아몬드 등 오메가-3 지방산이 풍부한 견과류를 하루에 한 줌, 아마씨는 하루 20g씩 섭취하면 혈압 저하와 염증 개선에 효과가 있다.

9 변비가 있다면 오전 배출 주기에는 바나나를 피하고, 점심이나 저녁에 식사 대용으로 먹으면 좋다.

10 바다의 중금속 오염과 항생제가 걱정된다면 생선을 먹지 않아도 괜찮다. 과일과 채소, 버섯과 콩에도 단백질은 충분하다.

장수하는 사람들이 실천하는
4가지 습관

1   아침에 일어나면 따뜻한 물을 한 컵 마신다. 하루 디톡스 중 가장 중요한 첫 해독이다.

2   아침 식사는 씹어먹는 생과일이 좋다. 허둥지둥 바빠서 놓친 날은 편의점에서 작은 컵과일이나 바나나를 사서 식간에 꼭 챙겨 먹는다.

3   치킨이나 피자, 고기를 어쩔 수 없이 먹은 날에는 식후에 녹즙을 마시면 붓지 않는다. 셀러리주스나 셀러리 착즙, 케일이나 양배추 등 녹황색 채소 위주의 즙에는 칼륨이 많아 붓기와 염증을 줄여준다. 단, 과일은 사과만 소량 넣거나 섞지 않는다. 당분이 많이 들어가면 좋지 않다. 채소도 많이 먹으면 장에서 섬유질이 발효될 수 있으니 즙이 더 좋다.

4   과식한 다음 날에는 위장을 쉬어주는 게 좋다. 나쁜 성분과 노화 세포들이 제거되는 오토파지 효과가 있다. 살짝 배고픔이 느껴지면 과일과 견과류 위주로 간단히 먹는다.

참고도서 및 자료

강재윤,《숯이 생명을 구한다》, 지성문화사, 2012

구도 가즈히코,《내장지방》, 동도원, 2011

권오길,《인체기행》, 지성사, 2010

기울리아 앤더스,《매력적인 장 여행》, 와이즈베리, 2014

김명찬,《셀러브리티 다이어트 심리학》, 넥서스BOOKS, 2011

김상운,《왓칭》, 정신세계사, 2011

김수현,《밥상을 다시 차리자》, 중앙생활사, 2014

김영근,《서울대공원의 야생동물》, 좋은땅, 2011

김영길,《병에 걸려도 잘 사는 법》, 서울셀렉션, 2023

김옥경,《몸을 살리는 자연식 밥상 365》, 수작걸다, 2015

김정운,《가끔은 격하게 외로워야 한다》, 21세기북스, 2015

김정환,《약 사용설명서》, 지식채널, 2012

노리오카 다카코,《내 몸을 살리는 영양소 가이드》, 동도원, 2012

니시노 호요쿠,《암 억제 식품사전》, 전나무숲, 2014

데이브 아스프리,《슈퍼 휴먼》, 베리북, 2020

데이비드 펄머터,《그레인 브레인》, 시공사, 2023

데이비드 A. 싱클레어, 매슈 D. 러플랜트,《노화의 종말》, 부키, 2020

레이 D. 스트랜드,《약이 사람을 죽인다》, 웅진리빙하우스, 2007

레이 D. 스트랜드,《영양의학 가이드》, 푸른솔, 2007

릭 핸슨·리처드 멘디우스,《붓다 브레인》, 불광출판사, 2010

린다 베이컨,《왜, 살은 다시 찌는가》, 와이즈북, 2016

마이클 마멋,《사회적 지위가 건강과 수명을 결정한다》, 에코리브르, 2006

마이클 로이젠·메멧 오즈,《내몸 사용설명서》, 김영사, 2007

마이클 로이젠·메멧 오즈,《내몸 다이어트 설명서》, 김영사, 2008

마이클 포셀·그레타 블랙번·데이브 워이내로우스키,《텔로미어》, 쌤앤파커스, 2013

마이클 폴란,《마이클 폴란의 행복한 밥상》, 다른세상, 2009

마이클 D. 거숀,《제2의 뇌》, 지만지, 2013

마츠이케 츠네오,《장 건강 프로젝트》, 싸이프레스, 2014

막스 거슨,《막스거슨 식사 요법의 비밀》, 건강신문사, 2013

모리 다쿠로,《다이어트는 운동 1할, 식사 9할》, 이다미디어, 2014

바스 카스트,《지금 그 느낌이 답이다》, 갈매나무, 2016

박상표,《가축이 행복해야 인간이 건강하다》, 개마고원, 2012

반다나 시바,《이 세계의 식탁을 차리는 이는 누구인가》, 책세상, 2017

백용학,《건강독서혁명》, 건강다이제스트사, 2016

베르너 바르텐스,《심플한 건강법 333》, 로고폴리스, 2017

브래드 필론,《먹고 단식하고 먹어라》, 36.5, 2013

브루스 파이프,《코코넛오일의 기적》, 미메시스, 2014

선재 스님,《당신은 무엇을 먹고 사십니까》, 불광출판사, 2016

송숙자,《NEWSTART 식사 요법》, 삼영출판사, 2001

스티브 스콧,《해빗 스태킹》, 다산4.0, 2017

신경인문학 연구회,《뇌과학, 경계를 넘다》, 바다출판사, 2012

신야 히로미,《병 안 걸리고 사는 법》, 이아소, 2006

신현재,《엔자임: 효소와 건강》, 이채, 2005

쓰지노 마사유키,《쌀 다이어트》, 어바웃어북, 2011

아베 쓰카사,《인간이 만든 위대한 속임수 식품첨가물2》, 국일미디어, 2016

안드레아스 모리츠,《굶지 말고 해독하라》, 에디터, 2015

안드레아스 모리츠,《안드레아스 모리츠의 건강과 치유의 비밀》, 에디터, 2020

안드레아스 모리츠,《암은 병이 아니다》, 에디터, 2021

안드레아스 모리츠,《의사들도 모르는 기적의 간 청소》, 에디터, 2015

안병수,《과자, 내 아이를 해치는 달콤한 유혹》, 국일미디어, 2005

안영수,《이우주의 약리학 강의》, 의학문화사, 2008

앨런 C 로건,《브레인 다이어트》, 성균관대학교출판부, 2007

야마모토 히로토,《오염된 몸, 320킬로그램의 공포》, 여성신문사, 2006

에드 용,《내 속엔 미생물이 너무도 많아》, 어크로스, 2017

여에스더,《나는 왜 영양제를 처방하는 의사가 되었나》, 메디치미디어, 2016

와타요 다카호,《암 체질을 바꾸는 기적의 식습관》, 위즈덤스타일, 2012

우종민,《마음력》, 위즈덤하우스, 2007

윌리엄 더프티,《슈거 블루스》, 북라인, 2006

윌리엄 레이몽,《독소: 죽음을 부르는 만찬》, 랜덤하우스코리아, 2008

윌 벌서위츠,《최강의 식물식》, 청림Life, 2021

유발 하라리,《호모데우스》, 김영사, 2017

유발 하라리,《사피엔스》, 김영사, 2015

유시민,《어떻게 살 것인가》, 생각의 길, 2013

이지현,《내 약 사용 설명서》, 세상풍경, 2016

이동환,《당신의 세포가 병들어 가고 있다》, 동도원, 2008

이시형, 《세로토닌하라》, 중앙북스, 2010

이시형, 《창조의 심장 우뇌》, 풀잎, 2010

이시하라 유우미, 《내 몸 독소 해독법》, 싸이프레스, 2013

이안 로버트슨, 《승자의 뇌》, 알에이치코리아, 2013

이영돈, 《마음》, 예담, 2006

이왕림, 《내장 비만》, 포북, 2011

이정림, 《이정림의 숯가루 요법》, 국일미디어, 1998

이케다 가요코, 《세계가 만일 100명의 마을이라면 음식편》, 국일미디어, 2005

이현주, 《시간을 거꾸로 돌리는 매직스푼》, 서울셀렉션, 2023

일본 네추럴 하이진 보급회, 《아침 식사는 과일로》, 배문사, 2009

전홍준, 《나를 살리는 생명리셋》, 서울셀렉션, 2022

제인 구달·게리 매커보이·게일 허드슨, 《희망의 밥상》, 사이언스북스, 2006

조너선 사프란 포어, 《동물을 먹는다는 것에 대하여》, 민음사, 2011

조엘 펄먼, 《아이를 변화시키는 두뇌 음식》, 이아소, 2008

조엘 펄먼, 《패스트푸드 대학살》, 에포케, 2020

조한경, 《환자 혁명》, 에디터, 2017

존 로빈스, 《육식: 건강을 망치고 세상을 망친다》, 아름드리미디어, 2000

존 맥두걸, 《어느 채식의사의 고백》, 사이몬북스, 2017

존 맥두걸, 《살 안찌고 사는 법》, 사이몬북스, 2014

채범석·김을상 편저, 《영양학 사전》, 아카데미서적, 1998

츠루미 다카후미, 《1일 효소 단식》, 이상, 2013

츠루미 다카후미, 《효소 식생활로 장이 살아난다 면역력이 높아진다》, 전나무숲, 2014

케이티 키퍼, 《육식의 딜레마》, 루아크, 2017

콜린 캠벨·토마스 캠벨, 《건강·음식·질병에 관한 오해와 진실》, 열린과학, 2010

콜린 캠벨·토마스 캠벨, 《무엇을 먹을 것인가》, 열린과학, 2012

콜린 캠벨·하워드 제이콥슨, 《당신이 병드는 이유》, 열린과학, 2016

타이 볼링거, 《암의 진실》, 토트출판사, 2017

티에리 수카르, 《우유의 역습》, 알마, 2009

프랭크 오스키, 《우유의 독》, 이지북, 2013

하비 다이아몬드, 《다이어트 불변의 법칙》, 사이몬북스, 2016

한국식품과학회, 《식품과학기술 대사전》, 광일문화사, 2004

헬렌 니어링, 《헬렌 니어링의 소박한 밥상》, 디자인하우스, 2001

후지타 고이치로, 《평생 살찌지 않는 장 건강법》, 나무위의책, 2014

SBS스페셜 팀, 《자연식의 황금비율》, 토트출판사, 2012

아프지 않고 오래 사는 최고의 식사법

완전 소화

초판   1쇄 발행 2018년   7월   2일
초판   12쇄 발행 2023년 11월   6일
개정증보판 1쇄 발행 2024년   3월 14일
개정증보판 3쇄 발행 2024년   9월   5일

지은이 류은경
펴낸이 김선식

부사장 김은영
콘텐츠사업2본부장 박현미
책임편집 김현아 **책임마케터** 문서희
콘텐츠사업5팀장 김현아 **콘텐츠사업5팀** 마가림, 남궁은, 최현지, 여소연
마케팅본부장 권장규 **마케팅1팀** 최혜령, 오서영, 문서희 **채널1팀** 박태준
미디어홍보본부장 정명찬 **브랜드관리팀** 오수미, 김은지, 이소영, 서가을
뉴미디어팀 김민정, 이지은, 홍수경, 변승주
지식교양팀 이수인, 염아라, 석찬미, 김혜원, 박장미, 박주현
편집관리팀 조세현, 김호주, 백설희 **저작권팀** 이슬, 윤제희
재무관리팀 하미선, 윤이경, 김재경, 임혜정, 이슬기, 김주영, 오지수
인사총무팀 강미숙, 지석배, 김혜진, 황종원
제작관리팀 이소현, 김소영, 김진경, 최완규, 이지우, 박예찬
물류관리팀 김형기, 김선민, 주정훈, 김선진, 한유현, 전태연, 양문현, 이민운
외부스태프 교정교열 주재명, 디자인 스튜디오글리

펴낸곳 다산북스 **출판등록** 2005년 12월 23일 제313-2005-00277호
주소 경기도 파주시 회동길 357 3층
전화 02-704-1724
팩스 02-703-2219 **이메일** dasanbooks@dasanbooks.com
홈페이지 www.dasanbooks.com **블로그** blog.naver.com/dasan_books
종이 아이피피 **출력·인쇄** 민언프린텍 **후가공** 제이오엘앤피 **제본** 국일문화사

ISBN 979-11-306-5141-5 (03510)

다산북스(DASANBOOKS)는 독자 여러분의 책에 관한 아이디어와 원고 투고를 기쁜 마음으로 기다리고 있습니다.
책 출간을 원하는 아이디어가 있으신 분은 이메일 dasanbooks@dasanbooks.com 또는 다산북스 홈페이지 '투고원
고'란으로 간단한 개요와 취지, 연락처 등을 보내주세요. 머뭇거리지 말고 문을 두드리세요.